アジアの医療提供体制

日本はアジアの医療とどう向き合えばいいのか

著 **真野俊樹** 多摩大学大学院教授
医療・介護ソリューション研究所 所長

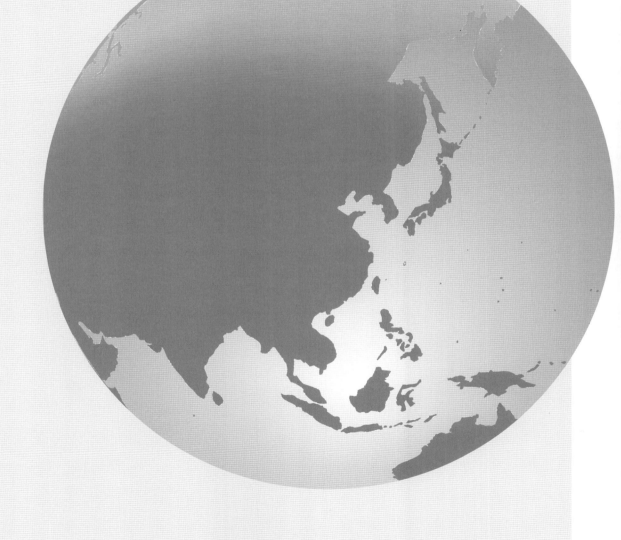

日本医学出版

は じ め に

　本書は，アジアにおける医療提供の様子を中心に記載している初めての書籍である。そして，あまり政策には踏み込んでいない。というのは，私は政策や地域研究者ではなく，医療経営の研究者であるし，本書は堅苦しい学者用の研究書というより，読みやすさを重視した内容になっているからである。旧来アジアの社会保障などの制度についての書籍はあったが，アジアでの医療現場にフォーカスした書籍は見られない。

　さらに 2015 年に ASEAN 統合なども行われ，アジアへの関心の度合いは増すばかりである。本書で見ていただくとわかるように，医療を産業として位置付けているのがアジアなので，他分野の方や企業の方が読んでも面白い書籍になっていると思われる。

　また，アジアと医療という分野は，新しい分野であり，制度については多少の研究はあるが，医療提供については研究も少なく，主に筆者の視察した内容が中心になっている。その点でも，皆さんに読みやすい内容になっているのではないかと考えている。

　筆者は，2009 年に岩波書店から「グローバル化する医療―メディカルツーリズムとは何か」を上梓した。幸いなことに，民主党政権や現在の安倍政権でも注目されている医療ツーリズムを含む「医療の国際化」の流れを先取りした内容であったために，問い合わせを多くいただき，さらには医学部の入試問題にも取り上げていただくなど筆者としては望外の喜びであった。

　さらに，特に安倍政権になってから医療の輸出が注目され，2012 年にディスカヴァー・トゥエンティワンから「医療が日本の主力商品になる」を上梓した。

　アジアは，医療の輸出にせよ医療ツーリズムにせよ大きなターゲット国である。したがって，前述した書籍でもアジアの医療について触れているが，内容がやや古くなった部分があると思われる。

　また，医療の国際化と並んで，筆者の研究テーマである，医療の国際比較の視点から，2013 年には「比較医療政策―社会民主主義・保守主義・自由主義」をミネルバ書房から出版する機会を得た。しかし，この書籍では，アジアの医療について触れなかった点を鑑み，旧知の日本医学出版から「アジアの医療提供体制」の書籍を出版させていただくことになった。

　本書では著者が 1 名であるということから単に各国の状況を詳述するだけではなく，アジアの国の医療をいくつかのポイントで整理した。

　1 章では，なぜ今アジアの医療が注目されているのかを記載し，その論点の一つの医療ツーリズムと医療の国際認証である JCI について述べた。

2章では，あなどれない最先端医療として，シンガポール，韓国，タイの医療を記載した。シンガポールと韓国の医療水準は，日本に肩を並べるくらいになってきており，さまざまな病院の紹介とともに現状を紹介した。タイに関しては，医療レベルは，シンガポールや韓国に劣るものの，医療ツーリズムに注力し最先端の医療を目指している。

　3章では医療ツーリズム（およびロングステイの誘致）を国策として推進しているマレーシアと，医療ツーリズムのメッカであるタイについては2章でも述べたが，タイのチェンマイやチェンライの状況を記載した。

　4章では，中国，インドといった非常に人口が多い国の医療の問題点について述べ，さらに両国ほどの人口ではないが，ASEANの40％の人口を持つことで，ビジネス上の人気が高いインドネシアの医療について述べた。インドは通常アジアに含まれないが，重要な国であるので記載を加えている。

　5章では，アジアの先進国である日本から医療制度を多く学び，国民皆保険制度を導入したが，その後の過程ではかならずしも日本を模倣しなくなった2つの国である，韓国と台湾について述べた。

　さらに，全くの異文化であるアラブの医療についても比較のためもあり6章に記載した。

　7章では，近年，アベノミクスの第三の矢として，医療の海外輸出（アウトバウンド）の議論が多く行われている現状も踏まえて，アジア各国医療についてのまとめを記載し，日本の医療について少し考察を加えた。

　なお，本書の内容には，文部科学省の「医療ツーリズムに関する医学および社会科学・地域研究の視点からの学際研究」，「国際医療・介護交流に関する医学および社会科学・地域研究の視点からの学際研究」の科研費の調査を利用している。

　研究仲間である，岡山大学小野真由美講師，立教大学豊田三佳准教授，国際基督教大学近藤正規上級準教授，東京大学辻上奈美江准教授　川端隆史京都大学共同研究員の皆様にこの場を借りてお礼申し上げたい。

　また本書を，皆様の手に取っていただき，お役にたてれば望外の喜びです。

2016年5月吉日

多摩大学大学院教授／医療・介護ソリューション研究所所長

真野　俊樹

目　次

第1章
アジアと日本の医療をめぐる情勢

■ アジア諸国における医療の位置付け

　近代の福祉国家においては，国による強弱の差はあれ，助け合いの制度である社会保障制度が構築されている。社会保障とは福祉や介護，年金，医療が中心になる。日本においては医療が社会保障の中心的な位置にある。

その他の先進国における社会保障制度の中の医療の位置付けについては，詳しくは拙著の「比較医療政策」を見てほしいが，アジアにおいてこのような社会保障はどのような位置付けなのであろうか。

　アジアの新興国においては，社会保障制度は現在構築中である。国のGDPあるいは1人当たりのGDPがまだまだ低いアジアの諸国においては電気，水道，通信といったインフラ構築に時間がかかり，なかなか社会保障にまでお金が回らないといったところであろうか。

　もちろんアジア諸国といっても国によって豊かさの度合いは違う。ひと昔前はアジアの4つのドラゴン，すなわち韓国，台湾，シンガポール，そして香港（すでに，中国の1部なので本書では触れない）が先進国であった。

　医療においても日本，韓国，台湾は国民皆保険制度を構築している。雁行的発展のごとく，日本が最初，次いで韓国，次いで台湾という順で国民皆保険制度が作られているのも興味深い。表1にアジア諸国のGDPと国民1人当たりのGDPを示す。

　現在においては，国民1人当たりのGDPが日本，韓国，台湾を遥かに凌駕するようになったシンガポールでは少し様相が異なっている。詳しくは本文中になるが，この国では通常の助け合いという意味での社会保障制度を医療に適応していない。つまり個人年金のように貯蓄の中で医療も支出を担うべきという考え方を持っている。しかし，そうはいっても国民全員に社会保障的な概念を提供していることにはかわりないので先進4ヵ国では思想の違いはあれ国民すべてに医療の補償をしていると考えられる。

　1人当たりのGDPがやや低くなる，マレーシアやタイになると少し趣が異なってくる。タイにおいては，30バーツ制度という仕組みで最低限の医療セイフティネットを構築し，マレーシアはイギリス流の national health service（nhs）を国立病院に置いて最低限の医療を提供するという仕組みになっている。逆にいえば高度医療と最低限の医療の2極化が起きている。中国は国と

表1　アジア諸国の1人当たりGDP（UDドル）とGDP

（世界銀行2013年）

1人当たりGDP			アジア諸国のGDP		
1位（8位）	シンガポール	55,182.48	1位（2位）	中国	9,469.12
2位（22位）	ブルネイ	39,658.80	2位（3位）	日本	4,898.53
3位（24位）	日本	38,467.79	3位（10位）	インド	1,876.81
4位（25位）	香港	37,955.45	4位（14位）	韓国	1,304.47
5位（30位）	韓国	25,975.07	5位（16位）	インドネシア	870.28
6位（39位）	台湾	20,924.92	6位（27位）	台湾	489.09
7位（67位）	マレーシア	10,456.89	7位（30位）	タイ	387.25
8位（83位）	中国	6,958.69	8位（35位）	マレーシア	313.16
9位（84位）	モルディブ	6,686.13	9位（36位）	シンガポール	297.94
10位（93位）	タイ	5,675.80	10位（39位）	香港	274.03
11位（108位）	東ティモール	4,142.36	11位（40位）	フィリピン	272.07
12位（109位）	モンゴル	3,995.64	12位（44位）	パキスタン	232.76
13位（116位）	インドネシア	3,509.82	13位（58位）	ベトナム	170.57
14位（123位）	スリランカ	3,204.38	14位（59位）	バングラデシュ	161.76
15位（129位）	フィリピン	2,790.88	15位（69位）	スリランカ	66.72
16位（130位）	ブータン	2,633.14	16位（75位）	ミャンマー	56.76
17位（136位）	ベトナム	1,901.70	17位（108位）	ネパール	19.24
18位（142位）	ラオス	1,593.59	18位（112位）	ブルネイ	16.11
19位（146位）	インド	1,509.50	19位（114位）	カンボジア	15.51
20位（152位）	パキスタン	1,274.76	20位（129位）	モンゴル	11.52
21位（156位）	ミャンマー	1,113.37	21位（132位）	ラオス	10.79
22位（159位）	バングラデシュ	1,033.01	22位（148位）	東ティモール	4.94
23位（160位）	カンボジア	1,028.14	23位（161位）	モルディブ	2.25
24位（169位）	ネパール	692.46	24位（162位）	ブータン	1.99

してのGDPはもはや日本を抜いたが，1人当たりのGDPは人口が多いため低い。しかし一応国民皆保険制度を作っている。

　さらに1人当たりのGDPが低い国，たとえばインドネシアになると現在国民皆保険制度の構築の渦中であるし，本書では触れないがベトナムなどでも形の上での国民皆保険制度があるが，内容はまだまだ不十分である。このようにアジアにおいて経済の発展が進めば何らかの形で（ユニバーサルヘルスカバレッジ[*1]といったほうがいいかもしれないが），医療に対しての保障制度が作られるという流れである。

＊1） ユニバーサルヘルスカバレッジとは「すべての人が適切な予防，治療，リハビリなどの保健医療サービスを，必要な時に支払い可能な費用で受けられる状態」（WHOによる定義）。英国のように税金で医療を賄っている国では国民皆保険の状態であっても保険ではないので，この言葉を使用する。

　1人当たりのGDPが低いミャンマーやカンボジア，ラオスなどついては詳しく述べないが，徐々に社会保障制度が充実していくと考えられる。しかし，インドにおいては皆保険制度を作ろうという意欲はほとんどない。これはインドという国の特殊性もあると思われるが，イギリス流の国立病院がある程度のセーフティネットになっているともいえよう。

■ アジアでの経済重視

　なぜアジアでは，医療が成長産業として重要なのか。一つには，社会保障にはお金がかかるということがある。日本のように豊か，あるいは国債の発行力があればいいが，通常の国はそれがなく，大幅な財政赤字は禁物である。しかし，国民からの社会保障充実への要請があるために，社会保障関連でもお金を稼ぐ方策を考えねばならない。

　一方，アジア諸国の伝統である，国が介入する産業政策という視点でも医療は有望である。特に，製薬，医療機器・材料，再生医療などは高度な技術の蓄積がないと参入できない。ある程度経済発展が進んでいる韓国やシンガポールでは，医療の輸出，バイオ，再生医療などを新たな飛躍のために重点領域としている。

　もちろん，同じ産業政策という視点で見ても，国によって方針は異なっている。タイのように保護主義的な産業政策として，またシンガポールのように自由貿易の中での重点領域として行う場合がある。

■ 中所得国の罠への挑戦：保護主義と自由貿易のはざまで

　逆に人口が相対的に少ない，タイやマレーシアでは，保護主義政策が1997年にアジア通貨危機でとん挫して以来，自由貿易の枠組みの中で産業を考えざるをえなくなっている。医療は重点領域になっているが，国内の社会保障との矛盾も露呈してきている。

　世界銀行が2007年に提示した概念で「中所得国の罠」というものがある。これは，これは1人当たりのGDPが世界的にみて中位のレベルに達した国においてさらに経済発展するための原動力が見つからず，その後長期にわたって経済が低迷してしまうことをいう。通常，こうした国では貧富の格差大きいことや社会の流動性が低い，すなわち階級制が高いことが問題として指摘されている。

　マレーシアのブミプトラなどは経済発展についていけないマレー人への優遇策であり，こういったことを今後どのように行っていくのかも重要なポイントになろう。

■ 人口大国の動き：自由貿易を前提として

　人口が多い中国やインドでは，自由貿易を前提として社会保障を考えている。当然医療においては，産業として，ある程度自由に海外との出入りがある。中国は皆保険制度を創設した，しかしインドにはその意思はない。そして両国ともに，ある程度外資系企業が国内の医療に参入することを容認して

いる。

　ASEAN 統合や，EPA（経済連携協定）などを 2 国間で結ぶといった動きが進んできており，人の移動を円滑にしたり関税の撤廃といった形での経済成長の後押しは大きい。

■ ASEAN 統合

　アジア医療界における 20 世紀後半から 21 世紀の前半の大きな変化がユニバーサルヘルスカバレッジの導入であるとすれば，2010 年代の大きな変化は，ASEAN 統合の影響であろう。

　ASEAN は，1967 年に発足し現在は，ミャンマー，ベトナム，ラオス，カンボジア，フィリピン，タイ，インドネシア，マレーシア，シンガポール，ブルネイの 10 カ国が加盟している。ASEAN 10 カ国の人口を合わせると 6 億人ということで中国やインドに次ぐ規模になる。

　また，EU 統合と異なり，政治的というより経済的な意味での統合という要素が大きい。ASEAN 統合では，安全保障面や社会文化面での共同体も目指しているが，特に貿易および投資の自由化が行われるのではないかと期待されている。

　サービス取引の自由化も謳われているが，医療分野と同じく，この分野では進展は時間がかかりそうだ。

　ちなみに，2012 年のタイでのヒアリングの結果では，2015 年に ASEAN が統合になるとどの国の医療免許も統合され，自由になると喧伝されているが，これは必ずしも正しくはない。2016 年現在（すでに実証された）医師や看護師などの頭脳流出や，自国の医療従事者市場が荒らされることが警戒されている。仮に免許が統一されたとしても（されない可能性も残っているが），各国では医師の登録制度や自国での勤務を義務化するなどの制度を作ったり，医療従事者の極端な移動が起きないようにブロックをかける可能性がある。医療従事者を含めて，人の移動が ASEAN の域内で必要以上に活性化する可能性があるからである。このような規制の動きは EU での免許統合後の英国でも見られる。逆に，インドネシアの病院においては優秀なシンガポール医師の雇用などが可能になるといった声も聞かれた。

　ただし，国によってとらえ方は違うが，医療も含めた人の移動が活発になることは間違いない。その時に優秀な医療人材を引き付けるには金銭はもちろんであるが，世界的なレベルの医療機関で勤務することができるということも重要なインセンティブになる。そのためには医療の質の向上あるいは後述する，JCI（joint commission international）のような第三者認証が必要である。患者を引きつけるためにも同じことがいえる。

■ ケアを求める人の国際移動

　ASEAN 統合で加速されるものが，ケアを求める人の国際移動である。共同研究者の小野によれば，ケアを求める人の国際移動は，大きく 3 つに分類できる。以下，小野の研究に基づいて紹介する。まず 1 つは，健康促進や美容

目的の旅行者・消費者の国際移動であり，ヘルスツーリズムと呼ばれる領域である。ヘルスツーリズムとは，リゾートや温泉，スパ施設で受けるヘルスケア・美容サービスを求めた観光行為を指す用語である。ヨーロッパでは，ヘルスツーリズムの歴史は紀元前4世紀頃の古代ギリシャにさかのぼることができ，ローマ時代には温泉保養地としてスパや公共浴場が建設され，18世紀には海水浴による健康法が人気となった。

アジアにおいては，インド・スリランカのアユールヴェーダ療法，タイの古式マッサージやハーブ療法，中国漢方から派生した韓医学などの伝統医療を求めたヘルスツーリズムが盛んである。マレーシアでは，ボルネオ島の先住民が代々受け継いできた秘伝の技やマレー王朝伝承とされる手技を取り入れたマッサージが「マレー式」とされ，政府の観光促進活動に取り上げられている。さらに，ヘルスツーリズムでは後発の国であるフィリピンにおいても，ヒロットとよばれるマッサージが伝統的美容法としてフィリピン政府観光局のヘルスツーリズムの促進活動の場面で紹介されている。ヘルスツーリズムをビジネス化したい国側は，近代西洋医学の対概念となるアジアの伝統医療を商品化することによって，目的地としての自らの差異化を図っている。

このように，ヘルスツーリズムは，滞在地／国の伝統医療が固有の文化として「再発見」され，高度技術として商品化されると同時に，滞在地に「癒し」といった付加価値を与えている。

2つ目として，医療ツーリズムと呼ばれる，近代西洋医療に基づく治療を求めた患者の国際移動がある。医療のグローバル化に伴い，近年東南アジア諸国では医療ツーリズムが急速に展開しているが，1997年のアジア金融危機の経済復興策として戦略的に開始された。

特に，シンガポールとタイは，東南アジアの医療ツーリズム先進国として知られている。現状では日本から海外への医療ツーリズムはヘルスツーリズムに比べ一般的ではないが，一方で，美容や健康増進を目的とするヘルスツーリズムと近代西洋医学の治療を目的とする医療ツーリズムを融合させるメディカルスパと呼ばれるサービス提供が新たな動向としてみられる。メディカルスパは医療ツーリズム振興の活発なタイでの展開が顕著にみられる。統合メディカルスパ（integrated medical spa）としては，後述する皮膚科，婦人科，精神科といった西洋医学を専門とする医師が常駐するスパ施設であるSメディカル・スパが開設され，日本語が話せる従業員も常駐させている。このように，近代西洋医学の治療を行う病院（あるいは医師）が伝統医療／東洋医学を併用した統合医療の商品化が，観光客にとって新たな呼び水となっているのである。

3つ目は，高齢者の介護（nursing care）を求めた国際移動である。この動きは，本書の主たる目的ではないが，タイやマレーシアにおける事例を少し紹介していきたい。

JCI（joint commission international）と医療ツーリズム

■ JCI と医療ツーリズム

　医療を求めて旅行をするという現象は古来からみられるが，1997 年のアジア通貨危機以降，アジア諸国では外貨獲得のためのサービス産業発展のための一環として医療と観光を連携させた医療ツーリズムという新しい形態を促進し始めた。毎年，700 万人の患者が医療ツーリストといわれ，（International medical tourism industry pegged at $ 40 billion a year Bloomberg Jun 27, 2013, Patients Beyond Borders より）2012 年の医療ツーリズム市場は全世界で 10.5 ビリオンドル（1 ドル 100 円で 1 兆 500 億円），2019 年には 32.5 ビリオンドル（3 兆 2,500 億円）になるという論文もある（T E Narasimhan & Gireesh Babu Medical tourism hamstrung by obsolete visa rules Business Standard December 2, 2013）。

　外国人患者がアジア地域に医療を求める理由としては，観光資源が豊富にあることや医療費・滞在費が安いことなどが挙げられ，アジアの医療ツーリズム推進国はこれらの強みを生かして積極的に外国人患者誘致に取り組んでおり，世界各国からもアジア地域の人気が高い。その代表がタイであり 2013 年現在 200 万人以上の医療ツーリストがいるといわれる（旅行中での受診，現地駐在員などを含む数字）。そして，医療ツーリズム推進国の病院では JCI 認証病院が多い。

　さて，医療機関の国際認証を行っている米国の組織である JCI は TJC（The Joint Commission）の中の組織であるジョイントコミッションリソース（JCR）に属する組織である。

　では TJC とは何か。TJC は，第三者の視点から医療機関を評価する民間団体であり，1910 年代に米国，ハーバード大学外科医のコッドマン教授が，「自ら行っている診療行為を第三者的立場にいる別の専門医，外科の専門医に評価をしてもらいたい」と，考えたのが誕生のきっかけといわれている。

　設立においては，米国病院協会や医師会，米国厚生省のサポートもあったが独立した第三者組織である。

　2009 年時点では，全米の病院の約 80％，病床数の 95％ をカバーしている。なぜなら保険の支払いに関連しているからである。

■ JCI の認証のメリット

　日本の医療機関が国際認証機関の JCI で認証を受けるメリットは何か？米国における TJC の認証と異なり，保険会社から受ける直接のメリットは少ない。しいていえば，医療ツーリズムにおいて米国保険者が，タイやシンガポールなどの病院を紹介するときにメリットとなるくらいであろうか。

　日本が中国やロシアの患者をターゲットとしているとすると，米国保険者からの患者紹介というメリットはあまり多くない。しかし，韓国のように多

くの病院が全世界からの医療ツーリズムを志向している国では，JCI 認証が即患者の増加や，欧米の保険会社との提携につながるということになる。

　JCI の親組織である TJC の米国内認証が，保険者へのメリット追求，質改善，および業界のスタンダードといった趣が強いのに比べ，JCI の認証は差別化の意味が強い。すなわち，JCI の認証の意味が消費者あるいは患者に対してはブランドの意味がある。つまり，JCI の認証の意味は，質改善と同時に消費者や患者への直接アピールにつながるのである。

　つまり，メリットはむしろ消費者や患者との関係にある。すなわち，海外に住む米国人であれば，国内と同じ認証を受けている医療機関を選ぶであろうし，米国企業もそういった医療機関との提携によって海外赴任の従業員へのメリットを考えるであろう。これは結果的に，保険会社が JCI 認証機関との提携を選ぶことになるかもしれない。

　しかし，JCI は必ずしも認証ビジネスのみを狙っている団体ではない。同時に患者安全や医療の質の向上という大命題のためにもあるのである。今後のさらなる展開を期待したい。いずれにせよ，JCI ＝医療ツーリズムという誤解はあってはならない誤解と考える。

　JCI を取得していない病院でも海外からの患者を受け入れることはできるし，逆に JCI は医療ツーリズムを行う病院だけ，という言い方は大きな誤解である。最近では，JCI は Journey of Continuous Improvement（JCI 副社長ポールチャン氏資料より）などと，喩えたりもしているくらいである。

■ 医療ツーリズムの定義とインバウンドの広がり

　医療ツーリズムとは「医療サービスを受けることを目的として他国へ行くこと」を意味する。そしてこの医療ツーリズムを使って，国内での医療産業を発展させたり，外貨を稼ぐというものがインバウンドの目的であった。先ほど，人の国際移動について小野の研究を紹介したが，医療ツーリズムの目的は大きく3つに分類される。

　1つ目は「治療」を目的としたもの，2つ目は「健診」を目的としたもの，そして3つ目は「美容・健康増進」を目的としたものである。これら3つの違いは，渡航するにあたって「医療」の要素と「観光」の要素にそれぞれどれだけ重きを置いているかによる。

　「治療」を目的とした医療ツーリズムの場合は，その治療内容によっても異なるが，医療への比重が大きく，ほとんどが観光の要素を全く含んでいないかその比重が比較的小さい。具体的な治療としては，がん治療や心臓病治療，臓器移植など高度な医療が挙げられる。

　「健診」を目的とした医療ツーリズムの場合は，健診の内容によっても異なるが，医療への比重が大きい場合があれば，観光への比重が大きい場合もある。具体的には，人間ドックや PET 検診などが挙げられる。

「美容・健康増進」を目的とした医療ツーリズムの場合は，比較的に医療よりも観光への比重が大きくなっていく傾向にある。具体的には，美容エステやスパ，森林療法，海洋療法などが挙げられる。

　ところが近年，医療ツーリズムを行おうとして病院を整備することの副次的な意味が注目されるようになった。医療ツーリズムを行うような病院においては当然外国人対応が充実している。したがって現地にいる外国人あるいは観光できた外国人にもこの医療ツーリズムを行っている病院は非常に重要であり魅力的なのである。

　日本における医療ツーリズムの進捗は他のアジアの国に比べると遅い。しかし人の移動という意味においては決して遅れている国ではないのである。2020 年には東京でオリンピックが開かれる。日本は温泉をはじめ多くの観光資源に恵まれるために観光客数も増加している。2013 年度に日本を訪れた観光客は 1,000 万人の大台を突破し，2015 年は 2,000 万人に近い。また日本で働く外国人も増加している。

　こういった外国人に対しての対応をどうするかという問題が医療ツーリズムとは別に起きてきたのである。しかし面白いことにこれらに対しての対応策としてはやはり医療ツーリズムを行うような外国人対応ができる病院の充実ということになるのである。

■ アジアでの医療ツーリズム：シンガポール

　シンガポールは 1980 年代から医療改革を始め，1993 年には 1 万 4,000 人の外国人患者を国内に誘致した。一時はアジア通貨危機によってその数字が減少したが，2000 年には 15 万人の誘致に成功し，3 億 4,500 万シンガポールドル（約 215 億 6 千万円，2000 年時点，1 シンガポールドル＝約 62.5 円）の収益をもたらした。2003 年には保健省が中心となって 200 万シンガポールドルの予算で「Singapore Medicine」というキャンペーン企画を打ち出し，今までは近隣諸国中心であったものを中東などの国からも誘致する政策を開始した。その結果 2009 年には外国人患者 66 万人の誘致に成功し，18 億シンガポールドル，日本円にして約 1,157 億 4 千万円（2009 年時点，1 シンガポールドル＝約 64.3 円）の収益を得た。

■ アジアでの医療ツーリズム：タイ

　アジアにおいて医療ツーリズム先進国といわれるタイの様子はどうであろうか。タイでは，政府観光庁による「医療ハブ構想」（2002 年），ビザ発行手続きの簡素化政策が行われ，タクシン政権下の 2003 年に「アジアの健康首都」を宣言し，民間病院の外国人患者受け入れを推進してきた。さらにタイ厚生省は同国の医療ツーリズム推進のための国家プロジェクトを推進するためにヘルスケア・医療プロジェクトとして，2010〜2013 年の 4 ヵ年で 50 億円（全予算の 10-15％）を医療ツーリズムの推進のための事業費として充当した。

　さらに，株式会社病院を中心に，国内の 3％といわれる富裕層および外国人患者に対して強力にマーケティング活動を行っている。例えばインドネシアや中国といった国がその対象であるし，最近では日本も医療ツーリズムの対象になっている。

タイはシンガポールとは異なり最先端医療も医療ツーリズムに含まれるが，多いのは健康増進や美容整形，場合によっては性転換といったものが大きな分野になっていることも特徴である。2012年のタイの医療ツーリストの受入数は253万人と2005年の2倍の規模に達している

■ アジアでの医療ツーリズム：韓国

韓国の医療制度は日本から取り入れた部分が多い。したがって，利潤を目的とする患者の誘致，勧誘，仲介および紹介が韓国の医療法で禁止されていたが，2009年1月から施行された医療法改正により，在外の外国人患者に関して患者の誘致，勧誘，仲介および紹介活動が可能になった。さらにその誘致に関する登録制度が開始された。

また，外国人患者に限定されたビザ，すなわち外国人患者とその保護者に限って発給される医療ツーリズムビザ（Medical Visa）を新設した。このビザは患者と介護目的で患者に付き添う配偶者および家族，さらには外国人患者を誘致できる登録された医療機関や斡旋業者の招待により，医療機関での診断や治療，回復を目的に韓国に入国する患者に発給される。また英語・日本語・中国語・ロシア語・アラビア語の5ヵ国語で24時間対応の医療コールセンターを設立した。韓国政府の保健福祉開発人力院（KHRDI）においても，5ヵ国語に対応した医療通訳者の養成に力を入れている。さらに，国際病院マーケティング専門家コースや国際医療コーディネーターコースがいくつかの大学や大学院，韓国観光公社および地域観光機関，韓国産業人力公団など労働省関連の機関と民間学術団体で提供されている。

これらの活動によって，2007年に7,901人だった外国人患者誘致数が2009年には約60,200人（うち米軍関係者約4,500人）にまで増加し，外国人患者における総収入は547億ウォン（42億円）にまでのぼった。この数字は韓国国民1人当たりの年間医療費約80万ウォン（約6万円）を上回り，1人当たり約90万ウォン（約7万円）となる。

■ 日本の病院の現状

ここで，日本の病院の現状を見てみよう。東京女子医科大学遠藤弘良教授による平成25年度国際医療交流（外国人患者の受入れ）に関する調査集計結果は図1~3のとおりである。

○ 調査対象病院： 1403病院・公益財団法人日本医療機能評価機構の認定病院のうち，医療機能評価機構のデータベースに一般病院として登録されている病院

○ 調査期間： 平成25年10月1日から10月31日まで

○ 調査方法： 自記式調査

○ 有効回答数： 766病院　（有効回答率　54%）

○ 本調査でもちいる「外国人患者」の定義について

（1）日本に住んでいる間に，医療が必要となった外国人

（2）日本に訪れた際（観光やビジネス等）に，医療が必要となった外国人

（3）医療（健診含む）を目的として来日した外国人

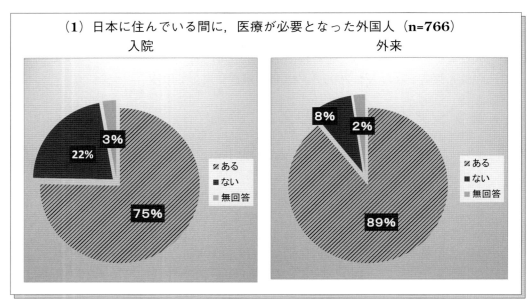

図1　平成24年度1年間で，外国人患者受入れ実績がありますか

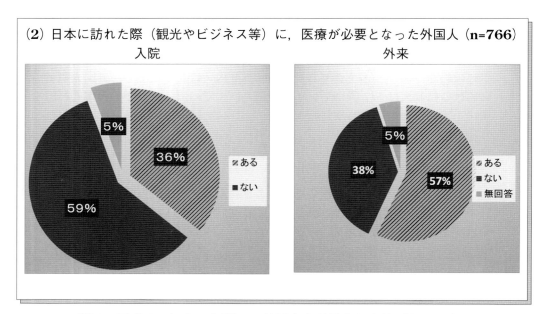

図2　平成24年度1年間で，外国人患者受入れ実績がありますか

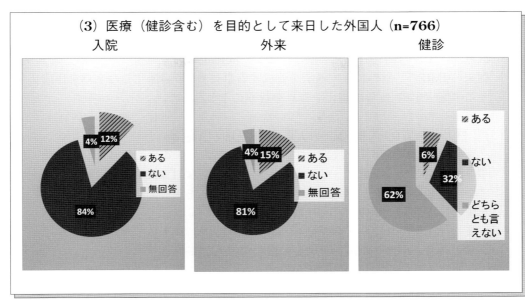

図3　平成24年度1年間で，外国人患者受入れ実績がありますか

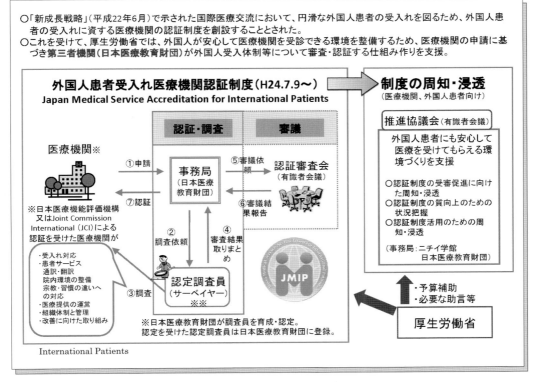

図4　国際医療交流に関する厚生労働省の取組
（外国人患者受入れに資する医療機関認証制度）

特に「外国人患者受入れを実施するうえで，今後，政治，行政，民間が整備すべき要点をあげてください　（重要なもの3つまで）」という問いにおいて，医療通訳や多言語化した文書がないことが問題視されていることを受けて，従来のJMIP[※1] 以外に医療通訳を養成する事業や，多言語化した文章を作成する事業（平成25年度補正予算）を行うこととなった。

■ 民間企業の医療ツーリズムへの取り組み

　医療ツーリズム事業を展開している現状もある。株式会社JTBは交流文化事業の一環として医療ツーリズムの促進に取り組み，「ジャパン・医療＆ヘルスツーリズムセンター（JMHC）」という機関を立ち上げ，徳洲会系列の病院を中心に国内約110の病院と提携している。

　また「医療・ツーリズムジャパン株式会社」は，資本金が500万円と小さいながらも，中国と北海道を中心に活動を拡大している。

　医療ツーリズムに徐々に動きが出てきたといったところであろうか。

■ 参考文献

● 豊田三佳（2011）「シンガポールにおける医療ツーリズム」『自治体国際化フォーラム』33-35
● 真野俊樹（2010）「医療ツーリズムと医療の産業化」『共済総研レポート』35-42
● 真野俊樹（2011）「注目される医療ツーリズム」『自治体国際フォーラム』31-41
● 医療制度と医療ツーリズムに見るシンガポールの戦略　Clair Report No. 398（Apr17, 2014）（一財）自治体国際化協会 シンガポール事務所
● 真野俊樹　JCI認証取得がもたらすもの　2013年3月新医療 100-103
● 真野俊樹　日本の医療サービスの現状　日本貿易会月報　2012　No706 18-19

※1）JMIP：外国人が安心・安全に国際的に高い評価を得ている日本の医療サービスを享受することができる体制を構築する目的で，図4のような体制で厚生労働省がサポートする認証制度。2016年2月で13病院が認証を受けており，今後急速に増加しそうである。

第2章

あなどれないアジアの最先端医療

1 シンガポールの医療

■ シンガポールという国と医療制度

　東南アジアのハブ空港である近代的なチャンギ空港（写真1）から早ければ15〜30分ほどでシンガポールの街中に着く。シンガポール自体は，日本の淡路島くらいの大きさ，東京23区に匹敵する大きさといわれているが，近年マリーナ地区を急速に埋め立ててきているために国土の面積が20％広く

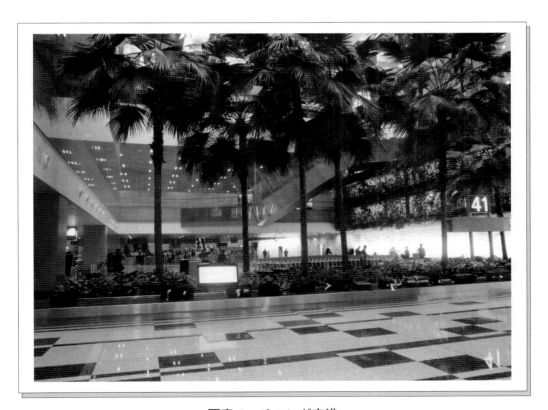

写真1　チャンギ空港

なったといわれている。その独特な形状から日本人に人気でカジノもあり観光客が増えているマリーナベイサンズというホテル（**写真 2**）があるが，マリーナ地区は急速に再開発が進んでいるエリアである。人口は移民の移入で年々増加し 500 万人を超えてきている（2014 年には 547 万人）。人の取り込みにも熱心で人口は 800 万人が目標という。

　対 GDP 比医療費は 4.65％（世界銀行データ　2012 年），2000 年が 2.75％，2009 年は 3.9％なので急速な伸びである。2011 年のベッド数は 1 万人当たり 27 床（日本は 137 床），医師数は 192 名（日本は 214 名）と少ない。

　先進国では珍しい貯蓄型の医療保障の国である。国はある程度個人を助けるが，国民自体でのお互いの助け合いである共助の仕組みをほぼ持たないといえるシンガポールは医療を産業としてとらえ，産業育成と競争による淘汰政策を同時に行っている。人口がさほど多くなく，内需で経済を引っ張っていくというだけの力がない。そのために，国を開放し，高等人材を自らの国に呼び込み高付加価値の国としての存在になろうということで，21 世紀の自国の立場の構築を目指している。

　いうまでもなく，医療は 21 世紀のライフサイエンスの中心であり，21 世紀の産業といえる。すでに中国などにみる健康志向という形でマーケットの変化としても現れてきている。

　旧来は経済発展および技術の進歩によって，消費者が欲しいものが順に表

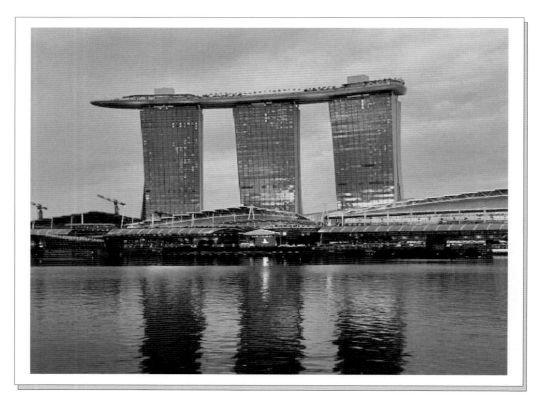

写真 2　マリーナベイサンズ

れた。かつての日本であれば，1950年代後半，白黒テレビ・洗濯機・冷蔵庫の家電3品目が「三種の神器」と呼ばれ，1968年ごろのカー（自動車），クーラー（ルームクーラー），カラーテレビのトリオがそれであった。

　ところが，現在の新興国の富裕層はそれをすべて購入できる環境にある。また中所得層の購入優先度も変化し，健康関連が以前より上位になっている。

　先進国では健康や疾患を持たない生活こそが，究極的に人類が求めるものであるために，医療技術，たとえば薬剤や医療機器の研究が進み高度化が進んだ。医療は究極に人が求めるものである。その需要を取り込もうとしているのがシンガポールである。

■ シンガポールの医療や介護保障制度

　自己責任という意味では，まず1984年に導入されたメディセーブという仕組みを挙げねばならない。これは医療や教育，住宅購入などにも使える年金の一部分であるが，これで医療費を払うことができる。この年金は原則すべての国民が給料の2割をCPF（Central Provident Fund）と呼ばれる強制貯蓄制度によって，国の管理下にある個々人の口座に積み立てることが義務付けられているものだ。この制度は，老後に備えて貯金するという発想のもとで始まり，現在では，主に年金・医療費・住宅購入費などの国が認める用途に限って引き出しができる仕組みになっている。若いうちから，計画的に将来のことを考え，健康なときから病気になった場合に備えることを国が義務付けている。そして，企業が16％（この割合は変化する）をこの口座に追加する。このCPFは使わなければそのまま年金として積み立てされる。

　一方，1990年に設立されたがんや腎不全といった特殊な疾患のみ適応されるメディシールドは，メディセーブを使って保険料を払うことで，入院時にはその費用の一部がこの保険で賄われる。日本の健康保険に似ているが，風邪で病院にかかるような外来治療には適応されないこと，免責額があること，保障額に上限があることなどが異なり，どちらかというと日本での民間入院保険に近い。メディセーブ加入者は原則メディシールド加入となる。

　さらにメディシールドプラスが1994年に導入された。この制度は，メディシールドよりも高額な医療を使用する，公立病院の上クラスの病棟（AやB1など）や私立病院への入院を対象とする任意保険である。シンガポールの病棟は，値段が高い順にA. B1. B2＋. B2. Cというように別れ，Cは大部屋でクーラーがなく，共同バス，といったように受けることができる医療は原則同じであるが，アメニティが異なる。政府からの補助金額も病棟によって変わり，Cは無料である。メディシールドや，メディシールドプラスは加入に年齢制限があり，70歳までに加入し，75歳まで給付を受けることができる。したがって，75歳以上の高齢者は対象外である。

　その他に，メディファンドという基金がある。この基金は，政府の支出による生活困窮者の医療費を補助するための基本財産である。日本でいう生活保護がこれに当たる。

　さらに2002年に，高齢者の障碍に対してエルダーシールドが導入された。

CPF に加入しているすべてのシンガポール国民と永住者は，40 歳になると自動的にエルダーシールドの掛け金が CPF から支払われる。65 歳で支払いは満了する。そして要介護になった場合，最長 6 年間，最大 4000 シンガポールドル（2016 年のレート 33 万円）が支払われる。

■ 高度医療と専門特化しているシンガポール医療

　シンガポール随一の病院といえば，シンガポール大学の医学部（写真 3）があるシンガポールナショナルホスピタルがあげられよう。独立行政法人になっているこの病院では，最先端の研究が進められているが，シンガポールのすごさは，動きが機敏なところでもある。Campus for Research Excellence And Technological Enterprise，略して CREATE というキャンパスが作られ，シンガポール工科大学や，シンガポール経営大学などと共同して学際研究を行っている。もちろん医学領域もこの中の大きな柱である。

　また，シンガポールジェネラルホスピタルもトップに上げられるであろう。1,600 床を持つ，名実ともにシンガポールを代表する病院である。大学病院のように入り組んでおり，医学部の大学院も併設し，最近では医学部も作った。写真 4 には新しく建設中の心臓病センターを示す。ちなみに，皮膚科センター病院は別の国立系病院であるタントクセン病院のそばにあり，精神科センター病院は少し都心部から離れた位置にある。

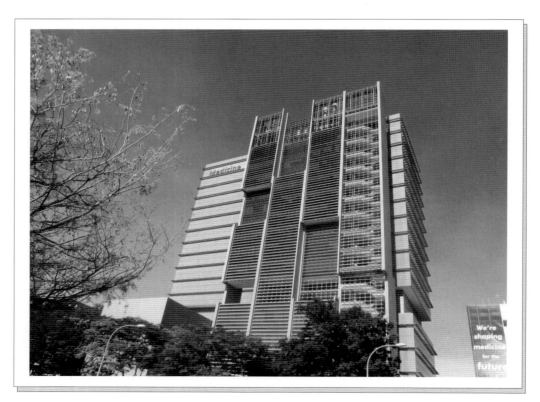

写真 3　シンガポール大学の医学部

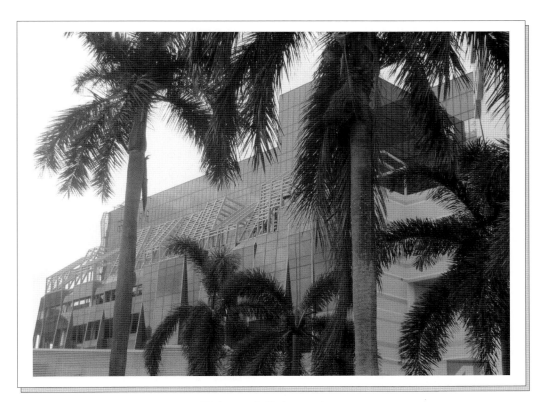

写真4　心臓病センター

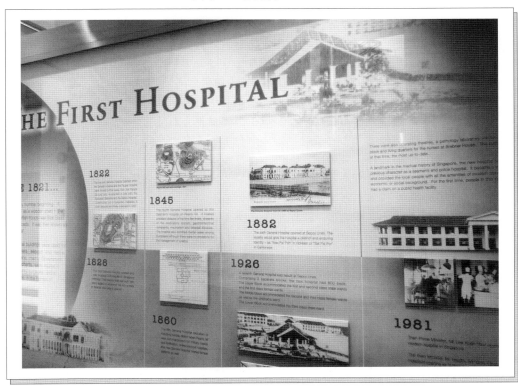

写真5　ミュージアム

腎臓や肝臓移植も行っており，日本の肝移植の大家である田中紘一先生が指導も行っていた。

また，ミュージアムがある（**写真5**）．シンガポールの国立系の病院ではほかにも創設者やその病院の歴史を記念したミュージアムを持っているケースが多い。ちなみにこういった歴史をたどると，第二次世界大戦中に日本軍の病院であった，といった歴史が書かれていることもある。

このようにセンター化が進み，専門分化が進んでいるのがシンガポールの病院の特徴である。一方，教育熱心でも知られる。アカデミアという組織を立ち上げ，医師や看護師などの卒後研修を行っている。シュミレーションセンターであるが，研修の特徴として，リーダーシップといったマネジメント研修も行っている。

■ シンガポール医療の最近の展開

急速な変化がみられるのが最近のシンガポールの医療界である。まず医師を増やそうとしている。旧来，シンガポール大学の医学部しかなかったが，この定員100名を300名にし，さらにDuke大学と共同で，シンガポールジェネラルホスピタル（SGH）に旧来は大学院しかなかったところに，医学部（メディカルスクール[*1]）を創設，さらに英国のインペリアルカレッジと南洋理工大学と共同で医学部を作っており，医学部全体の定員は400名を超えることになる。

もちろん今までの医師数が少なかった（人口10万人当たり183人：WHO：2010年），という見方もあるが大きな変化といえる。しかしシンガポールでは，学部の定員の増減はかなり自由であり，外資をうまく導入していることを考えれば，決して恒久的に医師を増やそうとしていると考えられるわけではない。おそらく，ASEAN統合に向けての対策と考えられる。

日本と異なり，近隣諸国との物理的な距離が近い東南アジアの国では，もちろん外国人を優先するなという声は1部にはみられるものの，外国人対応や国際化は当然のこととして受け止められているといえる。ただ気をつけなければならないのは，この国にも日本より少ない出生率を背景に高齢化が来つつあるということである。この点において政府は亜急性期の病院を作ったり，介護施設を作ることで対応を始めている。

シンガポールの医療では，1）医療を産業それも成長産業としてみていること，2）国としての外貨獲得の仕組み作りに医療が埋め込まれていること，があげられる。

最初に，その一環としての医療ツーリズム（シンガポールでは，観光目的

---

*1）メディカルスクールとは，米国に代表される他学部を卒業してから医学部に入学して医師になる卒後教育の学校である。日本は大学として医学部があるが米国はそうではない。また英国は医学部は5年間（ほとんどが国立）なので卒業してもPhD（博士）に相当するMD（メディカルドクター）の称号は得られない。

ではないという意味でメディカルトラベルと呼んでいる）を行っている病院
を見てみよう。

■ IHH ヘルスケアと外国人対応

　IHH ヘルスケアはマレーシアに本社を置く上場企業で，時価総額は 1 兆円
以上（2016 年 3 月）で 2014 年では世界 10 ヵ国で 311 病院を展開している。
たとえば，トルコの民間病院グループのアジバデム社に出資参画（60％の株
式を取得）している。アジバデム社はトルコ国内で 14 の病院と 8 ヵ所の診療
所を経営している。日本の三井物産も 20.2％出資し経営参画していることで
も知られる。

　このグループの基幹病院であるノベナという場所にあるマウントエリザベ
ス病院は 2011 年秋に開業した，ホスピタル + ホテルでホピテルという新し
い概念を提唱している富裕層向けの病院である。（写真 6）。

　すぐ隣にはこの病院の患者用と思われるホテルが新築されていた。このあ
たりは住宅街であり，平均在院日数が短いシンガポールにおいてこの病院の
患者を目当てにしたホテルであることはいうまでもない。

　この病院グループの本体がマレーシアにあることからわかるように，マ
レーシアでもこの病院グループはパンタイ病院グループを所有している。

　実はこのグループはアジアにおいても，タイに拠点を置くバンコクドシッ

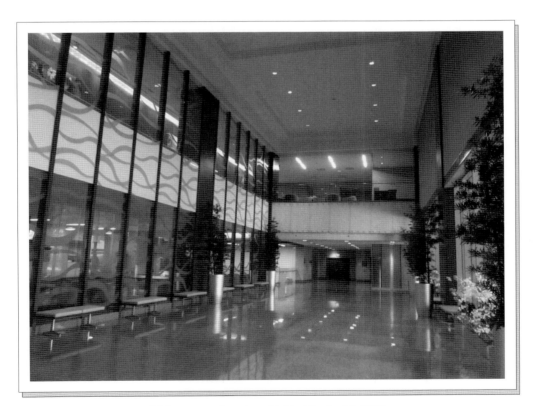

写真 6　マウントエリザベスノベナ病院

トメディカルグループに次ぐ病院数を持つ病院である。

■ ラッフルズ病院とニチイインターナショナルクリニック

　IHHと並んで民間病院の雄であるのがラッフルズグループである。基幹病院には168床のラッフルズ病院を持ち，傘下の70のクリニックなどを交えたグループの総売り上げは2012年で240億円になる。シンガポールのチャンギ空港に診療所を持ち，JCI認証を取得するなどして，医療ツーリズムに力を入れており，病院においては外国人の比率は半数を超え，海外からのメディカルツーリストとしては，整形外科が最も多く，国籍としてはインドネシア，カンボジア，ロシアが多いという。

　ラッフルズジャパニーズクリニックでは患者のほとんどが，シンガポールに3万人いるという駐在員になるが，日本人対応の診察も病院内の独立組織として行っている。日本人医師12名を揃え，専門的な診察も可能であるということで，日本人からの人気も高い。健診においては国際標準ではないとされる胃のバリウム検査も日本人からの希望が多いので，そのために機器を購入して行っている。

　また，ニチイインターナショナルクリニックは，医療事務大手のニチイ学館による海外初進出のクリニックである。日本語が話せるシンガポール人医師により日本人対応も行うが，現地の人も診察する「インターナショナル」クリニックである点に特徴がある。

　クリニックではあるが，同じビルに別資本の画像診断を得意とする医療施設であるアジアメディックが入っており，そこで画像診断を行うことができる。そこには，PET-CT，128列CT（東芝製），1.5TのMRIが導入されており，高度な健診に対応が可能ということであった。日本人は原則キャッシュレスの対応になる。

　この2つの組織を含め，シンガポールの日本人対応クリニックでは，自院ではプライマリーケアを中心にして，一方大規模な施設に併設することで，その大規模施設の機器を利用していくというやり方をしている。

■ シンガポールの地域医療：Khoo Teck Puat病院

　シンガポールでは従来国立病院を独立行政法人化したいわゆるrestructuredホスピタルについて2つの病院グループに分けお互いを競わせてきた。つまり，ナショナルヘルスケアグループとシンガポールヘルスケアグループである。

　人口の高齢化に伴い，急性期病院以外のニーズが出てきたこと，シンガポールの住民が，狭い国土であるが従来は住んでいなかったエリアに住むようになったことなどを受けて，新たに6つの病院グループが作られた（図5）。つまり，非常に高度な医療は従来通り，シンガポール国立大学病院とシンガポールジェネラルホスピタルに集約するが，いわゆる三次救急における基幹病院を1つのグループに1つ設置し，その下に亜急性期病院，予防医療を行う健康センター，ナーシングホームやデイサービス等を行う介護系施設

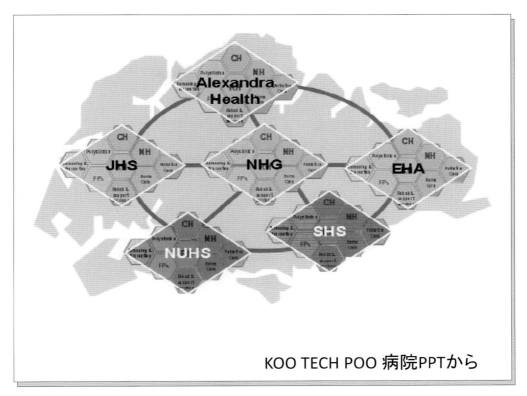

KOO TECH POO 病院PPTから

図5　シンガポール全国の地域医療

やセンター，更にはポリクリニックで外来を行うといった病院グループ（図
2）で1つのグループを形成し，これを図に示すようにシンガポール全土に
配置するというスタイルに変えたのである。

　その三次救急の基幹病院の1つがKhoo Teck Puat病院である。この病院は
591床，39の専門家クリニック，14の手術室，6のデイサージェリーセンター
を持つ基幹病院ということになる。この病院の役割としては，予防からリハ
ビリ介護までということでシームレスな一貫した医療を提供しているという
ことになる。

　この病院は院長の卓越したリーダーシップでも知られる。リーン，バラン
ストスコアカード，ISOも9000だけではなく，環境対応の14000，労働安全
衛生の18000といったさまざまな規格に対応し，更にはJCIも取得している。
ただし，シンガポールにおいては公立病院や公立のポリクリニックもすべて
JCIの認証を取得しているため，これはこの病院が特に優れているというこ
とにはならないかもしれない。

　院長は医師ではないが，現場主義を徹底しており，患者との対話あるいは
患者宅への訪問，職員と一緒にマラソンをするといったことで職員との一体
感を深め職員満足度を高める経営を行っている。医師が最高責任者である
ケースと，医師以外が最高責任者であるケースと分かれるようだが，近年は
医師の割合が増えているという。それはやはり医療という，特殊性を考えて

21

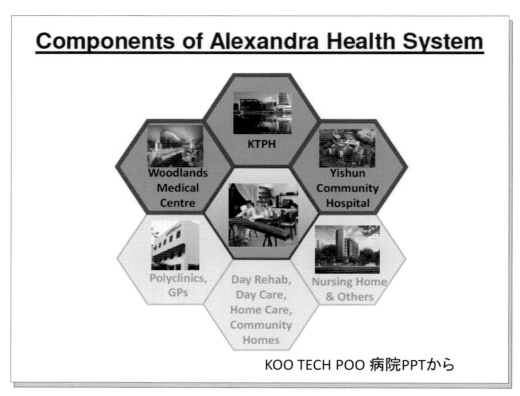

図6　シンガポールの地域医療体制

経営を行うという点になるといわれる。しかしこの病院の院長のように現場主義を徹底していれば医師でなくても優れた経営ができるということなのかもしれない。

■ シンガポールの亜急性期病院

　シンガポールにはまだ亜急性期病院の数が少ないが，そのモデルとなっているのがシンガポールジェネラルホスピタル（SGH）と提携関係にあるブライトビジョン病院である。この病院はシンガポールジェネラルホスピタルの準教授が medical director を兼ねている。

　病院は318床のコミュニティホスピタル，日本的にいえば亜急性期病院であり，所有，管轄はシンガポール保健省である。この病院が提供するサービスとしては，1）入院のリハビリ（日本的にいえば回復期リハビリテーション），2）入院の緩和ケア，3）慢性期入院，ナーシングホームのサービス，デイリハビリセンター，外来といったことになる。この病院の予算は保健省からの補助金と患者からの寄附と患者の自己負担といった形になる。金額はさほど大きくないが給付のためにさまざまな努力をしておりキャンペーンを行って寄附を募っている。

　この病院の役割としてわかりにくいものが慢性期の入院とナーシングホームということになろう。慢性期の入院というのは，衰弱するような病気にお

いて，より介護が必要なケース，気管挿管，PEG，継続的な酸素吸入等の医療が必要な場合，そして日本では社会的入院にあたるのではないかと思われるが家族が自宅でケアをできないために入院するケースを想定している。ナーシングホーム自体はシンガポールには非常に少なく，この病院では例外的に病院の中にナーシングホームの部署を設けている。またリハビリテーションにおいても SGH の出張所という形でのリハビリテーションを行っており，シンガポールでは病院の病床をさまざまな形で互換していることになる。

　外来のリハビリテーションはメディセーブから支払うことが可能であり，維持期の外来リハビリを提供している。

　また外来も継続フォローを行うという形になり，救急外来は行っていない。つまり日本でいう，ポストアキュートの患者のみが診察していくことになる。

　このように医療ツーリズムを中心とした最先端医療が売り物のように見えるシンガポールであるが，着実に高齢者対応への舵を切っている。これはシンガポールにおける出生率が極めて低く，今後どこまで移民による若い労働力を確保できるかわからないといった問題もあるからである。たとえば，シンガポールでは企業の管理職や専門職用の EP（エンプロイメントパス）と単純労働者用の WP（ワーキングパーミット）の 2 つの形で，外国人の雇用を管理しているが，EP では世界一働きやすい環境であると世界銀行から評価される反面，WP では，2013 年の 12 月に暴動が起きるなどの問題が起きている。

■ 参考文献

● シンガポールの医療政策—国家主導型政策の成功—
　http://www.econ.kyoto-u.ac.jp/~chousa/WP/j-62.pdf
● 医療制度と医療ツーリズムに見るシンガポールの戦略
　http://www.clair.org.sg/j/report/clairreport/pdf/rep_398.pdf

2 韓国の医療

■ 韓国の状況

　韓流ドラマブームによって韓国情報も多く入ってきている。実際に韓国を訪問された方も多いかもしれない。韓国は面積が 9 万 9,373km^2，人口 5,022万人（2013 年韓国観光公社調べ）の国であるが，首都であるソウルに 1,100万人の人口が集中している点に特徴がある。簡単にいえば，人口の約 1/4 がソウルにいることになる。日本も，首都圏への人口集中が問題になり，かつては首都移転といったことが話題になった。それ以上の人口が集中しているのが韓国であると考えてもらえばよい。そのために病院もソウルに集中している。

■ あなどれない！

　韓国の医療制度などについては，別項（第 5 章）で詳述するので，ここでは，あなどれない最先端医療ということで，韓国の病院の状況を紹介しよう。

　例えば日本がアニメや食事などのコンテンツで「クールジャパン」という形で海外に打ち出しているが，韓国でもファッションや生活スタイルということで「江南スタイル」を海外に打ち出している。江南とは通常日本人が韓国に描いているイメージとはかなり違うエリアである。日本人が韓国に対して抱くイメージは古い町である明洞や南大門といった，ごちゃごちゃしたいわば新宿のようなイメージであろう。しかしこの江南エリアは表参道のような感じで高級ブランドショップが立ち並び，韓国の芸能人や高所得者が住むエリアになっている。

　何が言いたいかというと韓国においても昔のイメージを持ったままでは間違ってしまうということである。

　医療に対しても同じことがいえる。例えばこの江南エリアは美容整形や美容歯科といった富裕層向けのクリニックが立ち並び，それぞれ繁盛している。国際的な医療機関の認証である JCI の認証を取っていたイエ歯科グループなどもここにある。それ以外にも大学病院も所有するチャ病院グループの美容整形外科は非常にハイソなイメージで，値段も高いのだが韓国の高所得者層で賑わっている。

　韓国で美容整形が人気である理由は，韓国人の多くが美容整形に熱心であり，需要が大きいことが挙げられる。しかしそれだけではなく供給側の要素つまり医師側の要素もある。日本でいえば美容整形外科というのは通常の保険診療を行っている医師から見ると少し特殊な医療であり，美容整形外科医も特殊な医療を行っている医師というイメージが強い。しかし韓国においては美容整形外科は専門医として完全に確立されている。日本のように国民皆保険制度を持ってはいるが保険診療の点数が低く，保険でのカバー率が低い韓国においては自由診療に対してのハードルは低くないために，医師もある

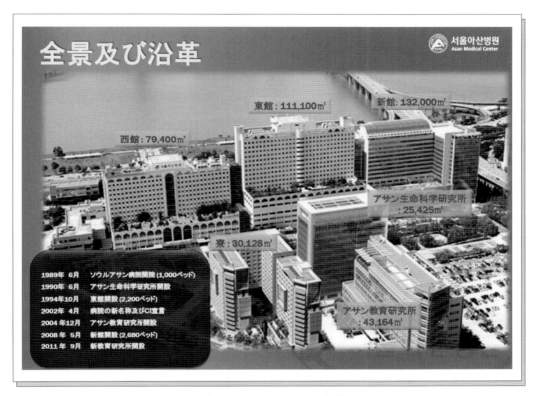

写真7　ソウルアサン病院

　程度の所得を望む場合に美容整形外科になるという選択肢がある。
　美容整形外科が韓国で人気なのにはもう1つ理由がある。日本においても
iPS細胞研究で有名になったノーベル医学賞受賞の山中伸弥先生がおられる
が，韓国においても再生医療の研究が盛んなのである。ただ韓国においては，
いちどES細胞の研究において不祥事が起きた。映画化までされた，ヒト胚
のクローンからES細胞（胚性幹細胞）を取り出すことに成功したと発表し
て世界を驚かした事件である。こういったこともあり，現在の韓国ではiPS
細胞の研究といった基礎的な研究というよりもむしろ臨床応用に近い研究が
盛んなのである。そしてこの分野はアンチエイジングにつながることで美容
整形との関連性も高い。こういったことから韓国では美容整形外科もかなり
アカデミックな医療の1分野として見なされているのである。ちなみに韓国
で美容整形を行う人は日本人もそれなりの数がいるが中国人も非常に多いと
いわれている。

■ アサン病院：アジア最大規模の病院（写真7）

　アジア最大規模というと冷たい病院を想像されるかもしれない。しかしそ
うではない。
　この病院の紹介のパワーポイントには，「全ては一人の男の夢から始まっ
た」とある。

　現代グループ創業者の峨山（アサン），鄭周永（チョンジュヨン）（1915-2001）が，「恵まれない人々のために」ということで始めたのがアサン財団（1977年7月1日設立）である。自らが地方の出身であったために，貧しい地方の人のために，という心で始まったために，最初の病院は，1978年に開設された地方にあるジョンウップアサン病院である。また，倹約化で知られ，ソウルアサン病院にある博物館には，鄭周永がはきつぶした靴が飾ってある。1989年6月23日に開院したのがソウルアサン病院の始まりである。グループ病院は8つで，1996年11月1日にできたカンヌンアサン病院以降，新病院を作っていない。

　現在のベッド数は2,680床（ICU183含），医師1,607名，看護師3,262名，その他2,509名，トータル職員数7,378名，患者数（日平均）では外来患者数10,809名，入院患者数2,520名，手術数234件という文字通りの超巨大病院である。

　しかし，韓国で面白いのは，このような巨大病院であっても，特に優れている診療科目（センターオブエクセレンス）を明確にしていることだ。具体的には肝臓移植と心臓が挙げられる。肝臓移植は，2012年の段階で生体，死体腎移植は合計3,668例で1年生存率は96%と非常に高い。また，Transcatheter Aortic Valve Implantation（TAVI：経カテーテル大動脈弁留置術）を韓国で最初に行い，多くの研修生を受け入れている。研修生には日本からの医師も多い。

メディカルタウン

　病院もここまで大きくなると1日の流動人口：が50,000〜60,000人，タクシー8,000台，自家用車駐車台数12,000台という規模になる。地下にショッピングモールができており，この地域の人は病院に来るのか買い物に来るのかわからないような状況である。このようなメディカルタウン構想は韓国では1つの方向性のようであり，後述するセブランス病院にも同じような構想がある。

アサン病院の電子化

　韓国の巨大病院はそれぞれの思惑で電子カルテや院内の電子化を進めている。アサン病院も例外ではなく，Asan Medical Information Systemという独自のシステムで，完全ペーパーレス化を行っている。経営管理のために，すべてのオペ室，病室，外来，医療機器（15台のCT，10台のMRI，4台のPET-CTなど）の稼働状況を一元管理している。

　さらに，2009年からu-Healthcare serviceとしてモバイルパーソナルヘルスレコード（PHR）のシステムを構築しており，アサン病院受診患者は外来の予約，自らのアレルギー，検査データ，投薬などを管理することができる。

アサン病院の質管理

　実は，アサン病院は韓国で非常に多くの病院が取得している医療の国際規

格である JCI 認証取得を考えていない。その代わりにアサングローバルスタンダード（AGS）という独自の基準を策定している。この基準は、JCI や韓国内での病院認証基準などの基準のいいとこどりをした、というもので、現在はソウルアサン病院のみにしか展開していないが、将来はグループの8つの病院に展開していくという。自らの病院でルールを決めたほうが変化に柔軟に対応できる、JCI は必ずしも高度医療の証しにならないといった、発想が元になっているようだ。

■ 延世大学校　医療院（セブランス病院）；韓国初の西洋式病院

セブランス大学は、日本でいうと慶應大学にあたるような位置付けの、韓国では有数の私立大学病院である。そして、この大学の附属病院がセブランス病院ということになる。

セブランス病院は、1885年にアメリカ人宣教師・医師アレンと米国の事業家セブランスの寄附により、「神の愛で人類を疾病から自由にする」という使命で設立された韓国で初めての西洋式病院であり、ソウル国立大学病院とその歴史の古さで競っている。

国際化や規模の点では、ソウル国立大学病院に比べ優っている。グループとして、ソウル新村地域に位置するセブランス病院本院（5つの専門診療機関、国際診療所、ダヴィンチトレーニングセンター、歯科大学病院を含む）、江南地域に位置する江南セブランス病院（3つの専門診療機関）、およびその他2つの地域病院を保有している。2009年時点でのグループ全体の合計病床数は3,137である。現在がんセンターを増築している。

本院のセブランス病院はがんセンター、リハビリテーション病院、心臓血管病院、子供病院、国際診療センター、救急診療センター、などの専門センターに加え、がん専門クリニックを運営している。さらに500床規模のがんセンターも建築した。

また、セブランス病院は2007年に韓国で初めて、また大学病院としてアジアで初めて JCI 認証を取得し、江南セブランス病院も JCI 認証を2010年に取得した。

治験や高度医療への取り組み

セブランス病院の高度医療への取り組みの代表的なものは、2005年の手術ロボット「ダヴィンチ」の導入およびその手術の成功であろう。

また、エヴェソン医療生命研究センターの新設でもわかるように基礎研究や、治験も重視しており、米国の MD Anderson Cancer Center のほか、海外有数の医療機関とのネットワークづくりにも熱心である。さらに、医療ツーリズムの患者が多いモンゴル進出を考えていたり、ロシアとも交流している。

電子カルテによるペーパーレス化

韓国では、電子カルテについては、診療記録師という資格者が管理してい

る。セブランス病院本院には多くの診療記録師がおり，医療内容の統計処理，カルテのレビュー，OCS（Order Communication System：レセプト電算システム）の確認を行っている。

　このうちカルテのレビューに一番多くの人が割かれており，内容によっては医師に照会することもあるという。この病院でも，電子カルテの全面導入によりペーパーレスを実現している。セブランスのシステムはLGグループの子会社のサポートで構築されており，セブランスのグループの卒業生からなる協力病院やクリニックでも同じシステムを展開採用している。また，中東やロシア，中国などへの展開も視野に入れている。

■ ソウル大学病院：韓国のもと国立大学病院

　ソウルでは，5大病院のうち4つが私立でサムスン医療院，セブランス病院，聖母病院，アサン病院になる。その5大病院の一角を担うのが，特殊法人ソウル大学病院である（写真8）。この病院は1885年，韓国初の国立病院からスタートし，国立ソウル大学医学大学および歯科大学付属病院を経て1978年，特殊法人ソウル大学病院へと改編した。つまり，ソウル大学は国立だが，病院だけ切り離した形で運営（独立法人化）している。

　1985年10月には国内で初めて300病床を誇る小児診療部の建設を完成し，小児診療における専門家の養成，小児疾患の治療法の開発・研究，そして小

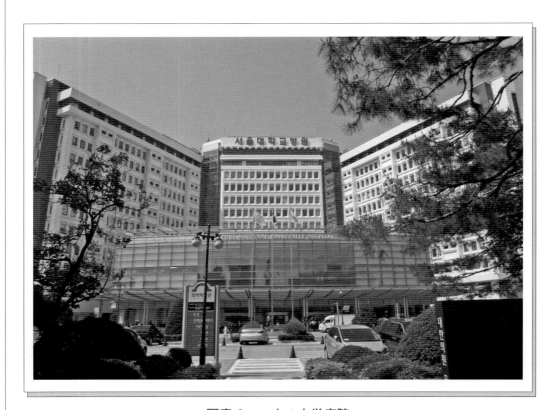

写真8　ソウル大学病院

児科患者の診療機能を体系的に遂行し，国家の礎ともいえる子供たちの健康増進に大きく寄与している。2013 年には，約 1,500 の病床と 1 日 4,000 名を超える外来患者を診察している。

ソウルに位置する本院を中心にブンダンソウル大学病院，子供病院，ソウル大学病院江南センター，ソウル大学歯科病院が協力しており，ソウル市のボラメ病院を受託運営している。2009 年でこれらの合計病床数は 1,697 病床であった。

一方，本館前の由緒あふれる旧本館は 1907 年に設立された大韓医院の建物で，文化財に指定されている。旧本館には，韓国の病院と臨床医学の発達に関する史料や遺物を永久に保存し継承する医学博物館が設けられている。医院長が日本人であったりと日本の影響を大きく受けている。

■ 医療ツーリズムへの取り組みと高度医療

韓国では政府の正式な政策として医療ツーリズムが位置付けられている。独立行政法人とはいっても，政府の意向を受けるソウル大学病院では，セブランス病院などの動きを受けて医療ツーリズムに取り組み始めている。1999年から行っていた国際医療センターには日本人の看護師を常駐させており，2010 年から規模を拡大，国から医療ツーリズムへの取り組みが表彰されたというのぼりが大きく立っていた。医師としては家庭医学専門の医師を常駐させており，モンゴル，ロシア，カザフスタンからの患者を多く診察している。外来の外国人患者（韓国在住含む）は年間 16,000 名，入院は 850 名という規模である。

病院全体として高度医療機器としては PET-MRI 1 台，PET-CT 3 台，SPECT-CT 1 台，サイクロトロン 1 台を所有しており，がん診療に対する教育センターもあり，民間病院が採算の部分で取り組みにくい高度医療や研究にも取り組んでいるという説明であった。

■ 病院の輸出

日本でも 2011 年になって経済産業省が医療の輸出を考え出した。しかし，この点でも韓国は先を行く。ボバース法というリハビリの手法があるが，その名前を介したボバース病院が，UAE の公的病院運営を委託された。

委託運営費は 600 万ドル（4 億 7,800 万円）でさらに，医療スタッフの人件費なども合わせると，4 年間の経済効果は 200 億ウォン（約 13 億 5,000 万円）に達すると見込まれる。

■ サムスン医療院

韓国にはいくつか財閥があるがそのうちの最大のものであるサムスン電子は，2010 年の売上高が韓国の GDP の 22％，株式時価総額は韓国株式市場の25％，韓国の輸出額の 24％を占め，資産は韓国国富の 1/3 に迫る。フォーチュン・グローバル 500 では，世界企業ランキング 20 位（2012 年）という巨大企業である。かつての韓国製品の悪いイメージを払拭して躍進を続けている。

　この会社が, 次なるターゲットに医療関連を選んだわけである。CT, MRI など目立った医療機器はまだ手がけていないが, バイオ医薬も含め医療分野に注力していくと宣言しているサムスンであるが, その実験場ともいえるのがこのサムスン医療院である。

　サムスン医療院は生命尊重の精神を基に, 最高の診療, 教育, 研究を実践し人類の健康, 人材育成, 医学の発展に貢献するという目的を持って設立された総合病院で, IT や電気系で定評がある財閥のサムスン財団が持っている病院であることでも知られている。

　1982 年 5 月, サムスン生命公益財団が創業され, 1994 年 11 月 9 日に 1,100 病床を持つサムスンソウル病院が開院された。現在では, 地上 20 階, 地下 5 階のビルを持ち, 1,951 床と 40 の診療科, 8 つの専門医療センターと 110 余りの特殊クリニックから構成され, 1,200 余名の医師と 2,000 名の看護師を含む約 6,500 名の人材が勤務している第三次医療機関である。

　2008 年に地上 11 階, 地下 8 階の 700 床のサムスンがんセンターのオープンにより, サムスン医療院は 1,951 床となった。診療の質はもちろん, 規模の面でも世界的なレベルのアジアハブ医療機関に発展したのである。サムスンがんセンターは, 地上 11 階, 地下 8 階, 652 床（重患者室　40 床, 無菌室 36 床, 通院治療センター　67 床）, 20 の手術室があり, 単一建物としてはアジア最大のがん専門治療センターで, がん患者のための包括的な治療を実現しようとしている。

　サムスン医療院では開院 3 年前から中堅の医療関係者を予め選抜して海外研修に送り, 患者中心の医療サービスを実現しており, 患者満足度が高いことでも知られる。また, 日帰り手術（Day Surgery）, 各種先進医療技術を韓国で初めて試みることで, 韓国の医療業界に大きな影響を与えている病院である。

　また企業マインドも旺盛でゴールドマン・サックスから支援を受け,「ブラボープロジェクト」をスタートすると発表したり, 米メイヨークリニックと MOU（覚書）を調印したりしている。

　さらに医療の輸出としては, サムスンメディカルセンターがドバイ福祉省と以下の医療協力・相互交流の MOU を締結した。内容は下記である。

1）韓国での中東地域の患者の受け入れ
2）サムスン医療院の医療スタッフが, 医師資格審査なく地元の病院で診療と手術が可能に
3）医師の研修・教育を目的とした相互交流の検討
4）病院の情報化, 電子カルテ事業を検討。サムスンと協力実現化

　現在, サムスングループの企業であるサムスン SDS に電子カルテを作成させており, 1 部の中小病院には導入しているようである。また, 上述したように UAE と病院が包括的な医療提供契約を交わしている。

　電子カルテ以外に, サムスン医療院はいくつかのシステムで武装してい

る。主眼はマネジメントに生かす，あるいは患者の利便性を向上させるということである。

　マネジメントに生かすという点では，手術室の管理を行っている。管理室がOpe室の清潔区域外に置かれており，Ope室を管理している。もちろん遠隔でOpeに参加，指導も可能である。

　実は韓国の電子カルテの普及は病院の患者囲い込み戦略とリンクしている。患者照会システムも同じで，協力病院を増やしたいという意図もある。

　サムスン医療院では韓国で初めて構築した依頼患者照会インターネットウェブページを持っている。このシステムは，サムスン医療院と協力関係にある協力病院の医師が依頼した患者のすべての診療情報をインターネットで共有できるようにしている。さらに依頼患者の情報だけでなくサムスン医療院の医療陣との自由な意見交換，コミュニティの構成，医学情報と教育ニュースなどを提供している。

　患者の利便性には何があるのであろうか。Ubiquitous（U）Hospitalといったりもするが，電子化を徹底した病院を目指している。たとえば，2003年8月4日から韓国で初めてスマートフォンで医療者と役職員を対象に音声とデータ情報の「Mobile Hospital」と命名されたサービスを提供している。要するにスマートフォンにより音声通話サービスと診療情報を含む各種データサービスを提供する。これにより患者対応が迅速になる。また，直接患者にもネットでの予約システムや検査データの公開を行っている。

　なお，サムスン医療院は当初からサムスンの実験場としての位置付けではなく，日本の株式会社病院と同様に従業員への福利厚生ということであった。このあたりも，急速に医療の産業化へ向けて舵を切る韓国の様子が見て取れる。

■ 梨花大学病院

　JCI認証を取得している病院としては，ソウルには高麗大学病院，イナ大学病院，そして梨花（女子）大学病院がある。

　梨花大学病院は，病床数は769，ICU 54（新生児用を除く），手術室15，出産室10，透析病床24といった規模である。

そのほかに，ソナム特別市ソナム病院の運営受託などを行っている。

競争環境が激しいために，大学病院といえども得意分野を明確にしている。つまりこの病院は，母体が女子大であることから，女性向けの医療にフォーカスしている点が大きな特徴である。女性がんの手術件数が2009年と2011年比で272％になったというように伸びており，とりわけ乳がんや甲状腺がんに強い。

　「女性に強い」という武器を生かし，さらに興味深い話としては，イスラム教徒をターゲット目標にした医療ツーリズムにも力を入れ始め，取り組み出したという点がある。厳密なイスラムの教義に基づけば，女性は男性に肌を見せない。医療の場合にはこの限りではないのであるが，敬虔なイスラム教徒の女性においては，それでも男性医師より女性医師が好まれる傾向にある

からだ。

なお，女子大学の医学部ということで，日本の東京女子医科大学と提携関係にある。

1,000床に満たないとはいえ，巨大な病院である。韓国のJCI取得病院の常で，玄関先には大きなJCIのマーク掲示されてあり，また別の場所には，韓国の病院認証のマークが飾ってあった。「女性がんセンター」は非常に明るい感じであったが，産科病棟にはJCIの指示もあるためか，子供誘拐防止用のアラーム設備があったのには驚かされた。

また，電子カルテはまだ完全ではなく，現在独自に開発中であり，ペーパーレスには至っていない。

■ ウリドル病院

医療ツーリズムにおいて韓国の最先端を走っている病院である。それは国内への患者を呼ぶという医療ツーリズムでもそうであるし，海外への医療の輸出という点でもそうである。

2009年に訪れたときには，上海に進出し，日本には進出しないがコンタクトをもっているという話であったが，今回はすでにインドネシア，中東，トルコにも進出していた。こじんまりとした専門病院ではあるが確実に医療の輸出を行っている。

なお，日本でも経済産業省が進めている医療の輸出であるが，私も産業として医療を見た場合には，医療ツーリズムより医療の輸出にフォーカスするというところまでは賛成だが，進める技術あるいは医療機関の経営力，医師の海外進出への気概，といったものを考えると，いくつか行われているプロジェクトの多くがうまくいかないのではないかと危惧している。それは，グローバル化に掛ける意気込みの違いというものであろうか。同じ匂いはマレーシアやシンガポールでも感じるが，やはりこれらの国は人口が少ないために国内市場のみでは，産業が育たないという認識をしているともいえる。

ウリドル病院は脊椎に特化しているので，医療機器は決して最先端ではない。例えばMRIも3テスラ―ではないし，CTも253列とか320列といった高機能のものは入っていない。このあたりにも経営者の割り切りを感じる。

なお，2010年にJCIの認証を取得しさらなる国際病院化を進めているところである。

■ チャ病院

韓国の民間病院の代表がチャ病院グループで，1代で大学病院を作り上げた巨大病院グループである。日本でいえば川崎医科大学病院や藤田保健衛生大学病院に相当すると思われる。

しかし，チャ病院は米国型での展開という意味では，日本の大学病院と大きく異なっている。アンチエイジングや美容といったものに対して積極的に取り組み，また海外進出も積極的でロサンジェルスに病院を所有している。

韓国の江南地区は日本人観光客が馴染みの多い明洞とは全く異なり，漢江

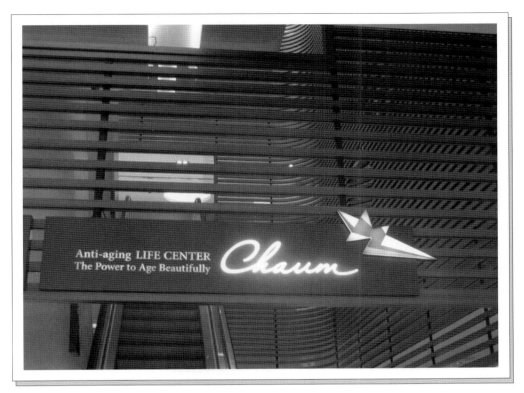

写真9　チャ病院：美容整形

の南側にあたるエリアである。このエリアは韓国有数の高級住宅街として知られる。美容整形やアンチエイジングといった自由診療系のクリニックが乱立しているエリアになっている。ご存知のように韓国においては美容整形は非常に人気であるが，さらにこういったクリニックには海外からの患者も訪れるのである。

　その代表例がこのチャ病院（写真9）である。この病院の院長はアメリカのUCLAを卒業した韓国人の医師でアンチエイジングや美容整形に積極的に取り組んでいる。面白いのは，診察室は個室で，医師が患者の部屋を訪れ，検査も尿便検査，エコー検査等をまとめて行う。通常2日間かかる検査が5時間，3時間かかる検査が1時間で終了することになりVIPにとっては簡便である。

■ イェソン耳鼻咽喉科・音声センター（Yeson Voice Center）

　上述したが，江南地区は韓国の芸能人，富裕層が住むエリアで最近観光も注目されている。美容整形外科，皮膚科なども多くたち並ぶ中にこのイェソン耳鼻咽喉科音声センターはある。ウリドルの行っている脊椎の手術よりさらにニッチで世界を狙う戦略を持っている。

　イェソン耳鼻咽喉科音声センターは音声専門使用者（歌手，教師，声楽家，

33

アナウンサーなど声をよく使う職業の方）や声に障害のある方々に美しい声を取り戻すために設立された，韓国初の音声管理・音声整形手術センターである。3室の病床があるが基本は日帰り手術である。専門医は4名であるが，世界各国から患者が来ている。

■ 済州島の特徴

　済州島は淡路島の約2.5倍の面積の島であり，人口は57万人，島の産業のもっとも大きなものは観光業である。韓国人にとっては，新婚旅行のメッカとして知られ，最近では修学旅行で訪れることも多い島となっている。その他の産業としては，柑橘類を中心とした農業，漁業ののどかな島である。

　日本人にとっては，ゴルフで有名であったが，最近では日本のゴルフ場の価格が下がり，価格競争力がなくなり，日本からの男性観光客は減り，逆に韓流ドラマブームで，中高年の女性の観光客が増えた。最近では，韓流ドラマブームの落ち着きに伴い，日本人観光客より中国人観光客が増加しているという。

　島には独特の文化が残ることが多い。沖縄の「シーサー」に似た済州島の守り神，「文官」，「武官」の「トルハルバン」が病院にも置かれている（写真10）。

　この像が有名であったりするのもそうだが，島独自の食習慣もありソウル

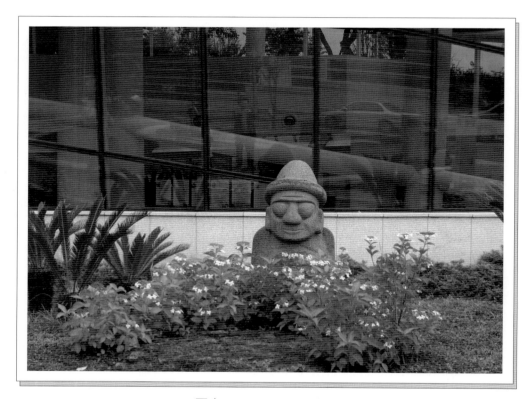

写真10　トルハルバン

とは異なった文化圏とみてもいいかもしれない。日本との交流も深く，特に大阪とは現在の祖父母の世代でかなり人の往来があったようである。

済州島の病院

　富裕層向けの美容整形などに特化している病院と，現地の通常の病院に分けられる。現地の病院は韓国の基準の病院認証を受けているが，日本語対応などはあまりしていない。済州中央病院は220床で，昔の日本の病院といった感じである。

　ただ，同じような200床規模であっても韓国の病院のように，日本語通訳を用意しインターナショナルクリニックを標榜しているところもないわけではない。

　美容整形で有名なのはローズウエル病院であるが，ビルの3F，4Fにあり，韓国人の俳優などに施術を行っているようである。日本語のパンフレットはおいてあったが，日本人はほとんど来ないようである。

済州国際自由都市センター（JDC）

　ここは，経済特区になっている済州島の医療分野開発の中心である。JDCヘルスケアータウン，つまりここに病院や高齢者施設を誘致して医療タウンを建設しようとしている。通常では求められていないが，外国人向けの株式会社立病院を作ることも可能である。

　済州島は韓国では一番長寿の地域であり，東洋のハワイと呼ばれるほどの観光のメッカであることを生かして，食文化なども含めた医療ツーリズムやロングステイを呼び込もうとしている。この地区は2010年から開発が進められており，教育の充実も目的である。そのために済州大学には医学部も作られた。

　最近では中国人観光客のほうが多くなったというが，それでも日本人観光客は2位であり，日本語サービスも充実させる予定という。

　2015年完成目標の国家のプロジェクトではあるが，まだ成功するかどうかわからない。

3 タイの医療

■ タイという国

　タイという国は，医療の視点で見るとアジアの中でも興味深い。旧来は，A型肝炎やAIDSに苦しみ，日本からの公衆衛生などのサポートで何とかなっているという印象の国であった。最近では，医療ツーリズムに取り組み，200万人もの外国人患者を獲得しているアグレッシブな医療を行っている国である。そこで，海外の情報を巧みに取り入れながら着実に医療政策を行っていく国でもあるという面を取り上げてみよう。タイで起きている医療の変化，特に産業的視点での変化や医療ツーリズムとそれに伴って必要になってきている医療の質の担保について述べてみたい。

　2011年のタイのGDPは約3,456億ドルであり，神奈川県よりやや小さい経済規模である。2011年の1人当たりGDPは5,394ドルであり，同じ東南アジアに位置するマレーシアよりも少ない。しかし，首都であるバンコクの人口は2010年には8,249,117人といわれ，1人当たりのGDPは1万ドルに及ぶのではないかといわれるほど繁栄している。

■ 社会保険と民間医療保険

　タイの対GDP比の医療費は2011年の国際銀行の統計では4.06％，人口1,000人当たりの医師数は0.32名である。

　タイでは2001年にユニバーサルカバレッジが完成した。いわゆる国民皆保険制度である。国民皆保険が導入されて，どのような変化が起きたのであろうか。現在アジアの富裕層は民間保険の加入者が多い。たとえばWHOのデータ（world health statistics）でみると，タイではプライベートの医療費支出が2000年から2010年で43.9％から25％に減少した。これは2001年にいわゆる30バーツ医療制度が完成しユニバーサルカバレッジが行われたからであろう。プライベートの医療費支出のうち2010年の民間保険による支出が31.4％で，総支出の8％くらいが民間医療保険になる。

　なお，インドネシアでは，プライベートの医療費支出が2000年から2010年で63.9％で変わらず，うち民間保険が3.7％という数字である。ちなみに保険制度がないが，NHS方式で国立病院にはほぼ無料で受診が可能なマレーシアはプライベートの医療費支出が2000年から2010年で41.0％から44.5％に増加し，うち民間保険が14.7％である。

■ タイ国内の病院認証の始まりとJCI

　タイでは，カナダやオーストラリア，英国などの仕組みを取り入れて病院認証制度を1996年に作成している。日本医療機能評価機構の設立が1995年，病院認定の本審査開始が1997年であるので，かなり早い取り組みといえる。

　重要なことはそのあとである。HA（hospital accreditation）といわれる認証

以外に，海外の認証制度を本格的に学び，かつそれを取り入れる動きを行う。1つは，米国のマルコムボルドリッジ賞（MB賞）に習ったこと，もう1つは，JCIの認証の導入である。MB賞の基準に基づいた認証病院は，医療ツーリズムで有名なバムルンラード病院とその他2病院の3病院で，JCI認証病院はほとんどが民間病院で25病院（2013年9月）になっている。

　JCIの認証病院数はアジアでは韓国に次いで2位であるが，国内の認証制度すなわちHAについてもJCIやMB賞の考えを巧みに取り入れて改変していっている。

　JCIは医療に即した認証のために，改変がいろいろ行われる。最近では，疾患ごとの治療方法，あるいは疾病管理の要素も取り入れた認証であるCCPC（clinical care program certification）の認証を受けるタイの病院も増えてきている。この認証もタイの病院は積極的に受けており，バンコク病院では，6種類（心筋梗塞，乳がん，糖尿病，心不全，腰痛，脳卒中），サミテベート病院でも6種類の疾患（小児ぜんそく，腰痛，脳卒中，心筋梗塞，肺がん，膝の関節症）において認定を受けている。

　このようにタイの医療の質の担保には，巧みに海外の手法が導入されている。

■ 日本との比較

　認証の構造で見ると日本に非常に似ているのに驚かされる。つまりタイのHAは日本でいえば医療機能評価機構の病院認証であり，日本でもJCIの認証も2013年9月時点では6病院が認証を受けており，またMB賞の日本版である経営品質賞により，2011年に川越胃腸病院と2012年に福井県済生会病院が認証されているからである。しかし，病院機能評価については，最近ようやくJCIのトレーサーメソッドという手法を取り入れ始めたくらいにみえる。

　このように，株式会社の病院が跋扈し医療ツーリズムをとめどなく推進しているように見えるタイではあるが，その陰にはかつての日本が和魂洋才ということで海外の手法や考え方をうまく取り入れたがごとく，巧みに海外の手法を導入していくというしたたかな側面もみえるのである。

■ DMGグループ

　タイでは株式会社による病院経営が認められているが，その中でもバンコクに本拠を置くDusid medical group（DMG）は現在病院数が32であるが，2015年までに50病院にするという目標を立てている。

　サミテベート病院は外来では月に1万人が日本人である。5%ぐらいが他国からの日本人で，日本人の6割は日本語の通訳を通している。日本人患者は30歳から50歳代が大半で，ロングステイで来るような60歳代以上は5%くらいしかいない。最近ではミャンマーで病院を作ったためにそちらからの患者が増えている。ミャンマー人用の専用カウンターを作った。

　救急車はサミテベート病院専用の場合は距離にもよるが大体1,000バー

ツ，その他無料の公営救急車，ボランティアの救急車がある。

　ベッド数は 270，ICU は 30 床，平均在院日数は 3.2 日，病床占有率は 70％が損益分岐点であるが，通常それを上回っている。遺伝子検査も予防に取り入れているという。日本人の検診はだいたい 1 人 2 万円である。ICU に入院した場合は 1 日 5，6 万円請求される。

■ バンコクホスピタル

　1972 年設立，16 階だて，DMG の基幹病院である。DMG 株式会社としてタイの証券取引所に上場している。バンコク国民の 3％の富裕層と海外企業の駐在員や旅行者，安くて質の高い医療を受けるためにバンコクを訪れる患者をターゲットにしている。バンコク内での競争はもちろんのこと，海外でも顧客獲得の競争をしているといえる。経営に関しては BSC（バランスト・スコアカード）を導入したり ISO を取得して積極的に取り組んでいる。ホテルのようにゴージャスである（写真 11）。

　バンコクホスピタルでは，従来からタイおよび近隣国駐在外国人対象の医療サービスを行ってきたが，タイをアジアの健康リゾートの中心とする政府の政策にも呼応する形で，外国人対象のサービスを抜本的に拡充すべく，バンコク国際病院のほか，アメリカで世界的な心臓外科の権威として活躍していたタイ人を招いてバンコク心臓病院を開設するなど，施設・陣容の拡大を

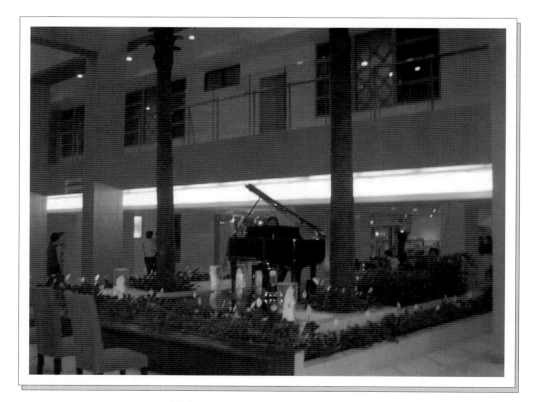

写真 11　バンコク病院のロビー

進めている。外国人の医療ニーズは特に中東のイスラム教徒を中心に大幅に増加している。これはテロによりアメリカ入国が困難あるいはアメリカ滞在のための障害が増大した中東のイスラム教徒が，タイに多数代替地として来訪し始めたことが大きく影響している。タイは宗教的に寛容であり，従来からイスラム教徒も3％程度いて，食・生活習慣面でも対応が容易である。この傾向は後述するバムルンラート病院のほうが顕著であったが，この病院でも，1回あたりの医療にかけるお金が違うために，金銭面で徐々に中東からの患者のウエイトが増えている。

また，数が多い日本人対応に関しては，日本留学医師がタイで最も多数揃っているし，日本人でタイの医師免許を習得した医師も勤務している。

■ サミテベート病院

この病院はM&AによってDusid medical groupに現在所属している。そもそもの病院グループとしては3病院であった。住んでいる日本人が多いエリアにあるために日本人対応が充実していることで知られる。

すでに述べたことに追加すると医師は450名，看護師は500名，医師のうち250名が常勤，残りの非常勤医師は大学から来ている。医師の確保としては場合によっては医師の引き抜きを行うことがある。医師は原則契約制である。契約制というのは病院に数％の以上のコミッションを支払って，その病院の名前を使うことができる。この場合はサミテベート病院ということで，Dr Feeを請求することができる仕組みである。このような仕組みであるので医師の給与は非常に幅がある。1億円の年収をとる場合もあるが，1,000万円以下の年収の医師もいる。医師は1年ごとの契約であり，医師への評価が厳しく，患者からの評判が悪かったりすれば解雇になる場合もある。なお，看護師の給与は安く月4,500バーツ（13万円くらい）ぐらいが標準的である。

日本製の医療機器も使われており，内視鏡はオリンパス，ベッドはパラマウントベッドに最近変更したという。経常利益率は2桁でlcpz（key performance indicator）で経営している。利益には薬剤の値段が大きく貢献している。なお，薬剤の値段設定は同じ薬であっても自由である。つまり同じ名前の薬剤が病院によって値段が違うということになる。

ちなみに，タイは極端に交通渋滞がひどいために，バイクタクシーのある国であるから当然かもしれないが，バイクで医療従事者を患者宅や事故の場所に連れて行くこともあるという。

■ バムルンラート病院（写真12）

1996年には256病床を有する総合病院のバムルンラート病院が開設された。バムルンラート病院は，タイ航空を主要株主とする株式会社病院で，タイの株式市場に上場している。バンコク病院と並んで医療ツーリズムの雄であるが，近年，病院の規模では，M&Aを繰り返すバンコク病院グループ，つまりDusid medical groupに大きく差をつけられた。逆に株の1部をDusid medical groupに保有されている。

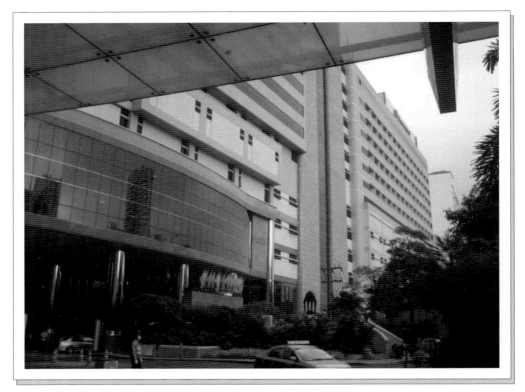

写真 12　バムルンラート病院

　　最近では，各国語に対応した医療が行われて，英語，アラブ語，中国語，日本語などのサービスデスクを揃えている。ただし，医師は基本的に英米の医学部卒が大半で，日本留学医はほとんどいない。しかし，ここでもタイの医師免許を習得した日本人医師が勤務している。

　　患者の中心はインドネシアなどの南アジアや東南アジアの富裕層，アラブであるといった点はバンコク病院と同様である。海外からの治療者は 40 万人を越えるが，日本人中心というわけではない。

　　豪華なロビーと病院内のマクドナルドやスターバックスといったファストフード，日本の居酒屋様のレストランまである。食事制限がない限り，病院内にある日本料理レストラン，マクドナルドやスターバックスからの注文も，部屋までデリバリーしてくれる。ホテルのような病院で，ワールドクラスの医療ケア，親しみを込めた献身的なサービス，そして優しさを目標としている株式会社病院である。タイの中で治療水準，サービス水準の高さで定評のある病院であり，施設面でもバンコク病院同様に高級ホテル並みの病室が揃っている。

■ ヤンヒー病院：総合病院＋α

　　次いでそれほど医療ツーリズムで有名になっていない病院を紹介しよう。ヤンヒー病院はバンコクの中心を流れるチャオプラヤー川を越えた少し静か

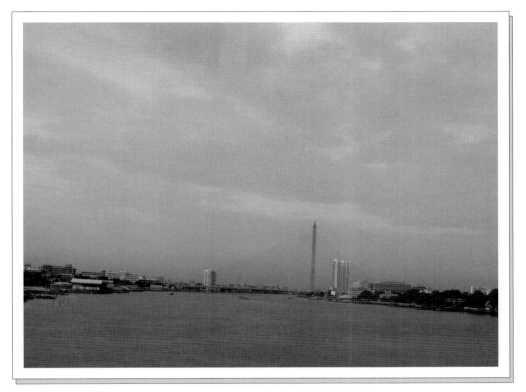

写真 13　チャオプラヤー川

　なエリアにある（写真 13）。バンコク病院やサミテベート病院のように，タイの超富裕層をターゲットにした病院ではない。そのエリアにおける総合病院であり，美容整形においてアジア有数の病院という変わった位置付けの病院である。また最近ではタイでも問題になってきている高齢化対応ということで長期入院の患者も受け入れている。

　長期入院の患者さんへの対応は昔の日本の病院のようであり，高齢化が迫っているタイにおける高齢者対策が現状ではあまりできていないことを想像させる。

　国際化を踏まえ，英語対応可能という名札を付けたりしている点は，ほかの株式会社病院と同様に外国人に対しての配慮がみられる。

　一方，美容整形においてはバンコク1位，いやアジアで1位であるという自負がある病院である。タイでは性転換手術が有名であるが，この病院でも日本からの芸能人の患者を含めて多くの手術が行われている。中東などからの患者も多い。また，腸洗浄の機器も導入されており，ダイエットなどにも積極的に取り組んでいる。

　美容整形と並ぶこの病院の目玉は，医療従事者の服装である。派手なシャツ，ミニスカートは無論のこと，ヒールも2センチ以上のものを着用することが義務づけられている。なお，この病院は JCI 取得病院であるので医療安全への配慮は行き届いているはずである。

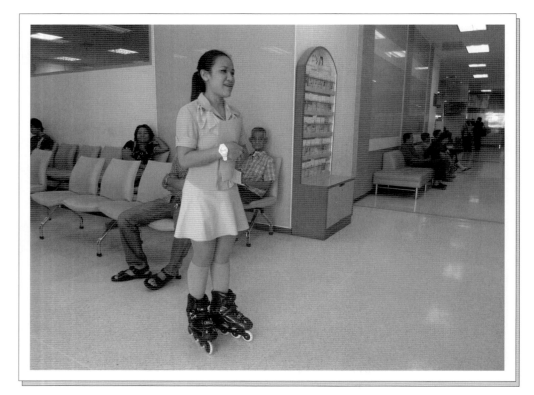

写真 14　運搬にはローラースケート

　圧観が，院内を所狭しと走り回るローラースケートの女性職員である（写真 14）。これは，院内でのカルテなどの搬送を行っているということであるが，院内で走ることも制限されている日本の病院から見れば，驚きではないであろうか。

■ チュラロンコン大学医学部附属病院とマヒドン大学附属病院

　通常の国民が受診する最高レベルの病院が大学病院である。チュラロンコン大学は，タイの東京大学にあたり，日本の東京医科歯科大学病院と提携している。1917 年に国王によって建てられたタイで最初の大学である。附属病院であるチュラロンコン大学医学部附属病院も医療レベルには定評があり，医大であるマヒドン大学とともにタイの医療の双峰を成す病院である。しかし，これらの病院は庶民でごったがえし，アメニティが高い病院とはいえなかった。

　ここが難しい。おそらく医療レベルは高い，しかしアメニティが低い，これが上述した株式会社の病院との大きな差であろう。個室もあるが，ほとんどが大部屋でクーラーはない。

　ところで，なぜ，医療レベルの差がないか少なくて，アメニティの差といえるのか。それは少なくとも医師に関しては，バムルンラート病院やバンコ

ク病院には，この国では医師の兼業が厳密に禁止されていないのでチュラロンコンやマヒドンなどの大学病院の医師が診察や手術に行くからである。ただし，日中の業務時間に抜け出すのは限界があるようで，土日とか早朝，深夜の回診が多い，という話であった。医師としても，安い国立大学病院の給与を兼業でカバーしている様子である。また看護師のレベルも，株式会社病院とチュラロンコンなどの大学病院は遜色ないようであった。

■ タイでの医療の値段

　情報は，2015年1月にアラブヘルスにおけるバンコク病院のブースで入手した価格表による。

　たとえば，人工膝関節全置換術，人工股関節全置換術とは同じ値段で，ICU 1日，病棟4日計5日間の入院の場合8,909USドル，手根管症候群の手術は742USドル（入院なし，ただし薬剤やリハなどのフォローを除く）とある。1ドル120円で日本円に直すと，それぞれが1,069,080円，89,040円になる。

　日本においてはいくらか，たとえば，人工膝関節置換術の場合，東京労災病院のHPによれば，「保険で定められた手術費用や人工関節材料費，全身麻酔料，薬代，リハビリテーションなど，1か月入院で自己負担約30万円が標準的です（保険診療，高齢者2割負担の場合）」とあるので，約150万円ということになる。

　人工股関節全置換術は，独立行政法人国立病院機構 東京医療センターでは，「入院は基本的に前日で入院期間は10〜21日です。3割負担で60万円くらいの負担」とある。医療費を計算すると200万円くらいになる。

　入院期間が全く違うので単純に比較はできないが，医療費自体は，入院期間が短い分だけタイのほうが安いといえよう。

　入院がない手根管症候群では，病院で値段を出しているところがネットでは見つけられなかったが，いくつかのブログでは，自己負担が15,000円から30,000円とある。すなわち3割負担と考えれば約5万円から10万円になる。

　なお，海外でも領収書があれば，日本と同じ負担額（ただし日本での医療費を超えない部分のみ）で済む制度があるので，もしタイで受ければ自己負担も安いこともありえることになる。

　では健康診断はどうか。日本の検診のような基本的な血液検査がパッケージで122USドル，検診自体は日本より高いと考えていい。

　そして，タイが得意とする美容整形はどうか？眼瞼形成術は最も安いもので1,515USドル，つまり181,800円である。高いものはこの何倍もする。日本のHPをいくつかみてみると日本では保険で3割の場合45,000円程度，つまり15万円，自由診療では20万から27万円くらいであった。

　ゲルを使った豊胸術は1日入院で4,652USドル，つまり558,240円，日本では15万円から50万円，なかには60万円を超すところもある。私は美容整形外科ではないのでわからないが，入れるものによって違いを付けているようである。

　インプラントを入れると6,621ドルなので，794,520円，日本では47万円

とか 63 万円とかである。

　円安の影響を受けている部分もあるが，ここでわかるのは，ハイレベルなタイの病院においてはすでに日本より医療費が高いものがあるということである。

　医療ツーリズムが始まった 1990 年代の後半とは違い，検査や治療の値段が上がってきている。したがって，値段の安さより，少しずつ医療の質の競争になってきている点にも注意を要する。逆にいえば，医療ツーリズムを行うのであれば，日本でも医療の質の高さが求められることになる。

■ 参考文献

● メディカルツーリズムで日本に勝ち目はない
　http://www.nikkeibp.co.jp/article/news/20100513/225690/
● 河森正人　タイの医療福祉制度改革単行本　御茶の水書房　2009 年
● 末廣昭　タイ 中進国の模索 岩波新書 2009 年

第3章
医療ツーリズムに賭ける

1 マレーシアの医療

■ マレーシアとはどんな国か

マレーシアは人口が 2,995 万人（2013 年，マレーシア統計局）と少なく，イスラム教が普及し，マレー系（約 67％），中国系（約 25％），インド系（約 7％）（2013 年　日本の外務省データ）という構成の国である。1 人当たり GDP は約 10,000 ドルで，首都のクアラルンプールには，周辺も含めれば 2010 年の統計では 600 万人いるという。

観光資源がタイやベトナムに比べて乏しいなどで日本には比較的馴染みが少ない。しかし，最近では日本人のロングステイの人気が NO 1 となるなど，治安の良さ，災害の少なさといった面がクローズアップされており注目されている。

基本的に注目されているエリアは，首都であるクアラルンプール，海辺であるペナン島が中心であるが，最近シンガポールに近いことで急速に注目を集めているのが，ジョホール州である。イメージとしては香港に対する広州といった形での発展が期待されている。この点は後述する。

インドネシアのように人口が多いわけでもなく，シンガポールのような先進国並みの国でもないために，特徴を出さねばならないという考え方が強い。また，以前のマハティール首相は，ルックイースト，ということで必ずしも米国追従ではない政策をとっていた。最近のナジブ政権でも，そこまで明確ではないにせよ，日本に対しては親近感を持っている国である。

TPP にも参加しており，シンガポールほどではないにせよ，国の開放を進めている姿勢が感じられる。

■ プミプトラ

華僑に対し先住民であるマレー人の優位性を確立するためにマレー人優遇の国策が施行されており，プミプトラ政策という。これにより，例えば国立大学医学部入試では，マレー人がその他の国籍の人より有利になっている。しかし，おもしろいもので，医療ツーリズムを行っている病院では，マレー

人の医師を嫌うという。患者が，「げた」をはかせた入試の医師より，海外や私立の医学部を卒業した医師を好むからである。

　逆に，高給な民間病院で働きたいと思っている医師は，英国（英連邦であったため）を中心に，海外留学組である。また，海外留学したのちマレーシアで働く医師も多い。現地の日本人や中流以上の層は，民間病院を受診する。A級医師とB級医師がいるといったら言い過ぎであろうか。

■ マレーシアの医療

　マレーシアでは，対GDP比当たりの医療費は3.58％（2011年世界銀行資料）で，医師数は人口1,000人当たり1.2人と，ASEANの中では多い。そして，公的な医療保険制度がない（国民皆保険制度創設に対しては，日本もサポートを申し出ているが一進一退のようである）。そのため貧しい患者の受診の機会を奪わないために国立病院が整備されている。逆に，中所得層であっても，医療の質がよいとされる民間病院を受診する。この場合には，自費か民間医療保険を使用することになる。

　極めて安い医療機関があっても，そこを受診することなく，質を求めるという姿勢は，社会保障の受給者というよりも消費者の態度であろう。

■ マレーシアの医療制度

　医療については民間と公的なものが入り組んだ状況になっている。まず，公務員や民間の従業員を対象とする制度[*1)]はあるが全国民を対象にした医療保険制度はない。一方，実際の医療提供については，英国の制度に基づき，国民は公立の病院・診療所において，外来は1マレーシアリンギットという

＊1）1951年から被用者積立基金（EPF：Employee Provident Fund）というシンガポールのCPFに似た制度がある。2007年現在で1,175万人が加入，EPFへの拠出割合は，月額給与の23％で，そのうち，従業員が11％，雇用主が12％を負担する。EPFの口座には2種類あり，2007年1月から，拠出・配当額の70％に相当する第一口座と，30％に相当する第二口座に分類されている。第一口座は55歳到達時に貯蓄残高の全額を引き出すことができる。一方，第二口座は，住宅購入の際の頭金やローン返済，扶養児童への教育，医療等に当てることができる。

＊2）英国での民間医療保険PMI（Private Medical Insurance）は，NHS（National Health Service）の代わりに，民間の医療機関から医療サービスを受ける場合に利用される。主として比較的所得の高い個人および大手企業の従業員を対象とする職域向け商品として販売されている。
2008年時点のPMI加入者数は約365万人であり，加入者は多くはない。また，HCP（Health Cash Plan）は，NHSにおいて，一部自己負担とされている薬剤費や，NHSの対象とならない一部の歯科，眼科治療に関する治療費，差額ベッド代などを補償している。2008年時点のHCP加入者数は約294万人である。

低額で，入院については，3マレーシアリンギットというわずかな負担で受診することが可能となっている。すなわち，公的な仕組みにおいては，公立の病院と税による病院への費用保障によって医療制度が完結しているようにみえる。しかし，英国と違って，民間の医療提供に対する国民のシフトが見られる[*2]。公的病院の医療費割合が2003年の61.6％から2005年の54.4％に低下しているのに対して，民間病院での医療費割合は2003年の38.4％から45.6％へ増加傾向にあり，民間病院のシェアが高まってきている。民間においては民間医療保険でカバーするか自費で受診するしかない。

　なぜ，値段差があっても民間病院を受診するのかについては改めて考察したい。

　現在，政府は場合によっては民間医療保険も統合し，保険料は収入に応じた累進ではなく一律とする国民健康保険制度の導入について検討を行っているが，以前から何度も話題に出た課題であり，また民間病院は現在の状況で収益もよく，むしろ保険制度の導入によって1人当たりの単価が減る可能性もあり，必ずしも賛成ではないようだ。さらに，社会保険制度を作りたがっているかかりつけ医の登録制も視野にあり，ベーシックは公的，プライベートは高度医療という区分を明確にしようという目論見がある。すなわち現状ではさほど高度な医療でなくても民間病院を患者が受診しているのである。実際に民間病院は，タイの株式会社病院で医療ツーリズムを行っている病院よりかなり混雑している。

　また，ナジブ首相は，自身のホームページ上で，生活費上昇問題に取り組むと約束した。世界的な食料価格の上昇がマレーシアにも影響を及ぼしているため，経済成長を確保しつつ，国民の負担を軽くするための戦略を策定するという。

　さらに，政府は低所得層向けに，低料金で医療サービスが受けられる1（ワン）マレーシア・クリニック，低料金での朝食，昼食提供を促すワンマレーシア・ラクヤット・メニューなどを導入しており，これを充実させるという方針である。

■ マレーシアの公的医療と民間医療提供，民間医療保険

　民間病院は日本の医療水準と比べて大きな差はないように思われるが，公立病院のほうは若干の差はある。救急車などは，通常クアラルンプール病院（公立・多床室）に送られる。すなわち，公的病院の役割は基本的な医療ニーズ（プライマリー）を確保すること，中流が増えているマレーシアでは，私立病院に患者が流れている。

　さて，このような民間の医療提供に対して民間医療保険が必要になるが，欧米を資本とする民間保険会社が活躍しており，医療保険においても，欧米型の実損給付型医療保険（入院日数に対する日額支払ではなく，医療費の実費を支払い対象とする保険）が主流となっている。ただ通院はカバーしていない点が多い。また，償還払いではなくキャッシュレスでの決済が主流である。

　1997 年に生命保険会社が医療保険を販売できることが決まってから，民間医療保険が増加するようになった。特に近年，医療費全体に占める民間医療機関の割合が増加するのに伴って，マレーシアでの民間医療保険販売が増加している。民間医療保険のおよそ 8 割を，生命保険会社または総合保険会社が主に生命保険の特約として，販売している。なお，日本の大手損害保険会社も進出している。

■ 日本人の医師

　さて，このような国に，日本人の医師が誕生した。循環器の専門医で，現地での医師免許を取得しているわけではないので日本人のみを診察するが，HSC メディカルセンターという一等地にある病院（20 床）に勤務されている。実際にお会いしてお話しをお聞きしたが，PCI の症例数も多く，楽しそうであった。

　なお，マレーシアには，国立病院が 131，民間病院が 217（2010 年マレーシア厚生省資料）ある。平均在院日数は 3 日という。

■ プリンスコート病院

　マレーシアで医療ツーリズムといえば，まずこのプリンスコート病院が挙がる。

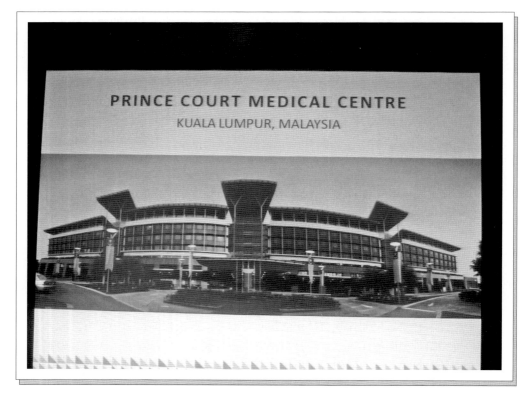

写真 15　プリンスコート病院

48

　それは，写真15を見ていただければわかるように，病院離れしたすごさがある。内部は天井まで吹き抜けになっており，冷房費用がかかりそうなつくりになっている。

　それもそのはずで，この病院の親会社は（マレーシアでは株式会社立の病院が認められている），マレーシアのGDPの3割近くを稼ぎ出しているといわれる石油会社のペトロナス（ツインタワーで有名）である。JCIの認証はもちろん取得している。

■パンタイ病院

　チェーン病院であるパンタイ病院やグレンイーグルス病院，マレーシア1のチェーン病院であるKPJグループが有名である。中でもパンタイ病院とグレンイーグルス病院は，日本の三井物産の資本も入っている病院グループのIHHである。

　パンタイ病院は，マレーシア国内に11病院ある。その中でもパンタイクアラルンプール病院は旗艦病院であり，JCIを取得している。

■KPJ病院（写真16）

　ジョホール州からはじまったマレーシア第一の民間病院グループである。JCIの認証を取得している病院が現時点ではなく，2病院が取得に向けて動い

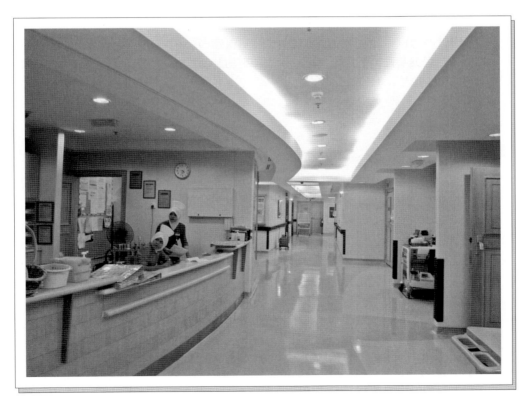

写真16　KPJ病院，看護師はイスラム教徒

ているということであった。病棟はきれいで，ショップも充実している。

　ヒアリングに応じてくれたマーケティングの部長は米国人で，病院経営のプロではないがマーケティングの腕を買われてリクルートされたという。

■ サイムダービー病院

　クアラルンプールから車で 30 分くらいの郊外にある病院である（渋滞があると 1 時間以上かかる）。この病院ではトモセラピーも可能で，日本の大学病院ではない中核病院，といった感じである。

　この病院も JCI を取得しており，さらにこの病院の前院長は，私も JCI の会議で何度かお会いしているのであるが，アジアの病院協会の会長を務められている。医療ツーリズムも熱心であり，英語ではあるが日本向けツアーを組んでいると案内があった。

　以上のいずれの病院も多くは JCI の認証を取得しているか，取得準備中である。また，CT や MRI がない民間病院はないそうである。

■ 国立病院

　国立病院には中間層でもあまり行きたがらないという。理由は，待ち時間が長いからと設備の問題である。この国では民間病院のほう国立病院より，概して設備がいいのである。医師のレベルは微妙であるが，民間病院の医師は英国留学を中心に海外帰国組も多いので，民間病院のほうがレベルは悪くなさそうである。

　また，この国ではタイのように，公務員医師のアルバイトが自由ではないために，民間病院の医師も雇用ではなく契約制ではあるが掛け持ちをしている医師は少ない。

■ ペナン島

　実は，ペナン島は，医療ツーリズムの目的地としては欧米ではかなり認知されていている。「東洋の真珠（The Pearl of The Orient）」と呼ばれ，現在でもマレーシア随一の観光地である。近年，世界遺産に登録された市街地のジョージタウンと，島の北部のパトゥ・フェリンギ，テロック・バハンなどの高級リゾートホテルが立ち並ぶビーチという 2 つの観光地の側面を持つ。ただ，リゾート地という面もあるが，ペナン州の人口は約 150 万人，ペナン島の人口は約 70 万人程度，観光だけではなく工業や貿易も行われている都市といってもいい。

　そのために，リゾート地としてもであるが，ロングステイとしての人気が高い。最近では，高層マンションが立ち並び，まさに別荘地としての位置付けである。

ペナン島の医療

　ペナン島の病院はといえば，JCI 取得病院も 1 つある。JCI 取得のアドベンティスト病院とローガンライ病院を視察した。どちらの病院もきれいで，特

にローガンライ病院はかなり最新であった。どちらの病院にも日本人ではないが、日本語を流暢に話すスタッフがおり、24時間日本人への対応をしている。

　非常に高度な医療にどこまで対応できるのかという問題はあるが、日本人の患者さんを３名ヒアリングした感じでは、心臓疾患や悪性疾患をお持ちの方も問題なく治療できているようで、むしろ日本の医師より丁寧だ、といった声も聞こえた。

■ MHTC

　最後に、マレーシアの医療ツーリズム推進組織であるマレーシア・ヘルスケア・トラベル・カウンシル（MHTC）について触れておこう。以下は筆者らの文部科学研究班の研究結果に多くを負っている。この組織のビジョンは『To position Malaysia as the preferred destination for world-class healthcare services.』

　すなわち、マレーシアのヘルスケアの位置付けの強化である。

　ミッションは、『To promote global awareness of Malaysian healthcare facilities and services. To promote and facilitate the development of the Malaysian healthcare industry so as to penetrate the global market.』

　すなわち、マレーシアへの医療ツーリズムの振興であり、認知度向上、産業育成である。保健省が医療産業育成を行っている点が興味深いが、日本のようなややこしさがない。実際、MHTCの人と話していると、日本の経済産業省の人と話しているような感じである。

　マレーシアの医療ツーリズムは、ナジブ政権になってから梃入れが加速化しているが、マレーシア政府は1990年代から取り組みを始めている。マレーシアの私立病院は、外国人駐在員に対して医療サービスを提供してきたり、来訪者は限られてはいたが医療目的で短期滞在する外国人—狭義の医療ツーリスト—を受け入れてきた。マレーシア政府が国策として観光と医療を複合させた医療ツーリズムとして、システマティックに推進し始めたのは、1998年に「メディカルおよびヘルス・ツーリズム推進委員会」が設置されてからである。このタイミングに推進されるようになった背景として、マレーシアの医療ツーリズム研究の第一人者の一人であるChee Heng Lengは、1997年のアジア通貨危機による影響を次のように指摘している。「アジア通貨危機以前のマレーシアは好景気に沸き、富裕層だけではなく、中間層も高級な私立病院で医療を受けるという現象が珍しくなくなった。しかし、通貨危機を背景とした不況に陥って家計所得が減少すると、多くの患者がより安い医療費で受診できる公立病院に回帰する現象がみられるようになった。そこで、私立病院は、国内需要の低下による収益の減少を補うため、駐在員も含む外国人患者の誘致を強化した」。政府はPrivate Healthcare Facilities and Services Act 1998のもと、多様化する民間病院の経営に対する規制を統一化するとともに、成長産業として位置付けて振興策を打ち出していった。

　ナジブ政権が2009年４月３日に発足すると、医療ツーリズムはマレーシア

における戦略的成長分野の１つとして明示的に位置付けられて主要な経済政策に組み込まれ，政府が強力なバックアップ体制を敷いていった。2009 年 7 月 3 日，その中心的な役割を担う組織が保健省の傘下に設立されたのが MHTC（Malaysia Healthcare Travel Council）である。MTHC は閣議決定に基づいて設置され，本省局長級の職員を最高責任者（CEO）として出向させている。

　MHTC が本格的に稼働し始めると，独自のホームページや Facebook ページを開設していき，情報発信は MHTC が専ら行うようになった。MHTC は主要な広報媒体として，2010 年から外国人患者向けに年刊情報誌 "Malaysian Healthcare" を発行してきている。この雑誌はインターネット上でも閲覧することができ，医療ツーリズムに関する MHTC や保健省の政策動向が紹介されているほか，医療ツーリズムに精力的な病院に関する情報，病院の広告を主なコンテンツとしている。このように，ナジブ政権が発表した経済計画書や MHTC の動向を追っていくと，随所に医療ツーリズムの推進が言及されている。かつて，アジア通貨危機を起点とした私立病院の経営戦略の見直しという背景があった時代から，今日では政府の戦略的な経済政策の中に組み込まれ，国際競争のなかでの生き残りをかけるための重要産業の１つへとその位置付けが大きく変容してきていることがわかる。

　医療ツーリズム戦略のハブとなる MHTC は，設立された翌 2010 年から外国に直接出向いてのアピールも積極的に行ってきており，MHTC の CEO であったメアリー・ウォン（Dr. Mary Wong）が自らプレゼンテーションを行うことも多い。また，リョウ・テンライ保健相は，香港に事務所を開設する計画やクアラルンプール国際空港に専用デスクを設けること，海外からの情報照会に対応するための専用ホットライン電話を設置することを明らかにしている。MTHC のユニークな政策としては，華人系マレーシア人歌手で人気のあるマイケル・ウォン（Michael Wong）を MHTC 特別大使に任命し，華語のヒットソングを利用したプロモーション・ビデオを作成した PR 活動も行っている。

　MHTC が外国人患者に推奨する病院の基準を設けると，各病院はガイドラインに沿って外国人患者の受け入れ体制を充実させてきている。2011 年 12 月に筆者が行った現地調査では，多くの病院で外国人患者の割合は 10％程度であり，医療ツーリズムに対する取り組みは多少のばらつきがあるものの，主要病院は外国人患者を専門的に対応する担当者を配置していた。最近の新しい現象としては，民間病院だけでなく，マラヤ大学病院，マレーシア国民大学や心臓治療センターなどの公的な医療機関も，それぞれの強みを生かした分野で医療ツーリズム対応を始めている。

■ 日本人に対して

　日本人も集客の対象となっており，例えば，スバンジャヤ・メディカル・センターはマレーシア航空とタイアップして日本人を対象とした健康診断パッケージツアーを企画していた。しかし，日本の場合は国民皆保険制度の

ため高度な医療を比較的安価で受けることができるため，短期滞在者には健康診断を受診する動機が弱いだろう。他方，マレーシアの医療機関が外国人に対するサービスを充実化することは，日本人のマレーシアへの移住者にとって大きな魅力となっている。マレーシア・マイ・セカンド・ホーム（MM2H）のスキームを利用した日本人による移住が急増していることに加えて，就学期の子弟の教育のために30〜40代の若い夫婦が移住する事例も散見される。どちらの場合にも高齢者と子供という医療サービスの重要性が特に高いという特徴がある。医療ツーリズムの振興を通じてマレーシアの医療機関に対する信頼性や評判が増せば，狭義のツーリズム以外の分野，特に国際移住をする外国人をマレーシアに呼び込む要素の1つとしての波及効果があるとの推測もできるだろう。

■ ジョホール州とシンガポール

　次いでシンガポールに隣接しているので開発が著しいジョホールバルについて述べたい。

　実際にシンガポールとジョホール州では多くの人の出入りがある。しかし，実際にこの国境を渡ってみると，なかなか面倒なことに気がついた。

　まず，シンガポールの出国のために，1回車を降りなければならない（運転手はそのまま），そこでいわゆる通関も含め出国を行う。その後，しばらくのドライブを経て，今度はマレーシアへの入国の手続きが必要である。ここで，同じように1回車を降りなければならない。また，ややこしいことに，マレーシアから大量の労働者が，シンガポールへ移動する。彼らはバスやバイクで移動するので，その雰囲気は独特なものがある。逆にいえば，メディカルや高等教育での誘致が進んだとしても，シンガポールから高度専門職の移動に難があるということになる。

　なお，この出入国の場面はテロを気にしているということで，写真の撮影はできないということであった。また，泳いで渡れない距離ではないので，密入国の対策も重要であるという。

■ ジョホール州の開発

　マレーシア南部の州であるジョホール州の南部には壮大な開発計画がある。

　イスカンダルマレーシアはジョホール州南部を対象とした開発計画で，飛行場や工業，高速道路の架設，地下鉄でシンガポールとつなぐなど，その対象地域は広くシンガポールの面積の2.5〜3倍である。

　考え方としては，ジョホール州とシンガポールをつなぐ橋が2本あるのだが，1本目はジョホールバル市もあり，比較的開発が進んでいるが，セカンドリンクといわれる2本目の橋をいかしてさらに開発しようというものである。

　そして，このセカンドリンク方面では，教育，メディカル，そしてウエルネスという高齢者対応の3つが予定されている。教育はエデュシティということで先行しており，英国のニューキャッスル大学がすでにキャンパスを

作っている。

　メディカルについては，まだまだで，現在ではヘルスケアコロンビアアジアという株式会社の病院がひとつあり，パークウエイグループのグリンニーグルス病院が進出を決めている。ジョホール州の行政も移転している。

■ 日本への示唆

　国民からの民間病院への信頼が厚いのが，日本と比較すると面白い。簡単にいえば国立病院に，中流層以上は行かない，あるいは行きたくないという行動をとる。

　ただし，長期政権が続いており，通常内閣は5年間である。つまり，これは国民が政府を信頼していないということではなく，国立病院つまり政府の役割を限定的に，貧しい人への対応である，というように見ている表れであると考えられる。このあたり，医師の称号も米国流であるMDではなく英国流のMBBS（Bachelor of Medicine Bachelor of Surgery）を使うあたり英国の，国営ではあるが高級な医療を提供しない，NHSの概念が受け継がれているといえよう。

　ただ，英国と異なる点は，プライマリケアで，英国のようなゲートキーパー医師はいない。そのために，病院に患者が集中する。なかでも，国立病院は1リンギすなわち28円（2016年）ほどで医療を受けることができる。

　東南アジアでは急速に開発が進み，その中でも非常に注目されているエリアがジョホールである。規模があまりに壮大なので今後の開発状況を待ちたいが，うまくいけば，中国の広州のような展開になることが予想される。

■ 参考
● http：//www.myhealthcare.gov.my/en/index.asp?page=mhtc&subpage=mhtc_mission
● 真野俊樹　マレーシアの医療と外国人誘致政策
　http：//www.jkri.or.jp/PDF/2012/sogo_64_mano.pdf

② タイの医療：
チェンマイとチェンライ

■ チェンマイとは

　タイは，その隣接する国の影響もあり，大きく4つに分けて考えることが多い。つまり，北部　東北部，南部，中央部である。
北部は山岳地が広がり比較的涼しい気候である。
東北部はほぼ全域にコーラート台地が広がり，雨量が少なく農作物が育ちにくい環境にあって，貧困地域の代表格にもなっている。
バンコクがある中央部にはチャオプラヤー川が形成したチャオプラヤー・デルタと呼ばれる豊かな平地が広がり，世界有数の稲作地帯を作り出している。南部はマレー半島の一部でもあり，雨期が中央部よりも長い。
　チェンマイ（Chiang Mai）はタイ北部最大の都市で，バンコクに次ぐタイ王国第2の都市であるが，周辺を合わせても人口は269,460人（2010年）と少ない。人口では第3位になるが，しかし，歴史の長さや都市の格から，一般にバンコクに次ぐタイ第2の都市とされている。
　ランナータイ王国の首都として，メンラーイ王により1296年4月12日建造された。ランナータイ王国の首都はもともとチエンライであった。ここもロングステイの候補とされるが，日本人は200名ほどで，タイ語が話せるか連れ合いがタイの方のケースが多いという。
　チェンマイは「北方のバラ」とも呼ばれている。寺院が多く，古都としての風格を備えていることから，日本では俗に「タイの京都」と呼ばれたりもする。王国の首都として古くから発展し，ランナータイ王国が廃止された現在でも北部の文化・経済の中心である。

チェンマイの様子

　チェンマイで，私が最も驚いたものは，ソンテウであった。これは，乗り合いのタクシーである。トラックの荷台部分に長いすを付けて，6〜8人くらいの乗客が乗れるように改造した乗り合いタクシーがソンテウである。
　驚くべきほど多くのソンテウが市内の至るところを走っており，移動手段としては使い勝手がよい。流しているソンテウに手を上げて停め，行き先を告げて方面が合っていれば乗車できる。あらかじめ目的地を告げてあるので，その近辺で降ろしてくれるし，降りたいところで天井にあるベルを押しても停まってくれる。遠距離の移動にソンテウを1台チャーターするような使い方もできるが，その場合には当然料金が高くなり，20分くらいで150バーツくらいかかった。
　そのほかには，気候がいい。食物もいわゆるタイ料理とは少し異なり，カレーが結構多いことも特徴である。このように，渋滞に悩まされるバンコク

55

とは異なりかなりのんびりした環境にあることをまずご理解いただきたい。

ロングステイの定義

　タイ国政府観光庁は，観光客の 65％がアジア太平洋地域から来ることを報告している。タイはアジアの「健康首都」を宣言し，民間病院で外国人患者を受け入れるだけでなく，スパ，マッサージ，ハーブ産業の振興を図っている。救急医療も重要であるが，チャンマイの場合には，やはり，スパ，マッサージ，ハーブとの融合とロングステイということになろう。さて，ロングステイの定義であるが，ロングステイ財団は,「ロングステイ」を以下のように定義している。

1. 比較的長期にわたる滞在
　「移住」「永住」ではなく，日本への帰国を前提とする「海外滞在」で，2 週間以上にわたる長期滞在。
2. 海外に「居住施設」を保有，または賃借する。
　短期旅行者向けの宿泊施設ではなく，多くの場合，生活に必要な施設（キッチンなど）が整っている宿泊施設や適切な「住まい」を保有または賃借する。
3. 「余暇」（自由時間）を目的とする。
　海外でより豊かな自由時間を過ごし，現地の人々との草の根交流などの余暇活動を行う。
4. 「旅」よりも「生活」をめざす。
　海外旅行が短期間の観光・ショッピングのような非日常的体験を目的とするのと異なり，ロングステイは海外における日常的生活の体験を目的とする。
5. 生活資金の源泉は日本。
　生活資金の源泉は日本国内にあり，現地での労働や収入を必要としない。

　この 5 の点も重要であり，現地の雇用を奪わずに消費のみをしてくれるという点で，ロングステイが好まれているのである。

アジアとロングステイ

　さて，そこで，なぜアジアなのか，といえば，日本からの直行便が数多くあり，その所要時間も短いところで 4 時間，長くても 8 時間程度と，比較的短い距離に位置している利便性の高さが人気の理由であろう。さらに，アジアでは，物価の安さに加えて治安が安定していて，すでに多くのロングステイヤーが暮らすタイやマレーシアは，アジアロングステイの筆頭候補地になっている。
　都会的な賑わいや充実した設備などを望むならバンコクやクアラルンプールなどが人気が高く，また最近は香港や上海，ホーチミン，ハノイなども人気が上がってきている。旧き地方都市の良さを残す落ち着いた街ならチェンマイやコタキナバル，海辺のリゾートならプーケットやバリ，地方都市の良

さとリゾートの良さの両面を兼ね備えたペナンやセブなども人気の候補地となっている。

　都会では，交通や生活面でのインフラが整っている都市機能が大きな魅力となるし，リゾート地では，都会にない緩やかでゆったり落ち着いた暮らしが望める。しかし，都会やリゾート地は物価が高いという難点がある。チェンマイの場合にはそこそこの町で物価が安いという点に魅力があると考えられる。

　日本人にとっての問題は，何もすることがない点にあるようだ。確かに，ゴルフといったリゾートのほかにはあまりすることはないであろう。

　タイも，ロングステイビザ（ノンイミグラントビザ-O-A）（満50歳以上）および年金ビザ（ノンイミグラントビザ-O）（満60歳以上）の外国人の長期滞在を受け入れており，観光政策としてロングステイツーリズムを積極的に誘致する国の１つである。タイ国内の在留邦人数は，1975年の5,952人以降一貫して増加し，2010年には47,251人に達しており，東南アジアでは最も在留邦人が多い。在京タイ王国大使館領事部によると，ロングステイビザの取得者数の統計資料は非公開とされているが，1999年５月に開始したロングステイビザの取得者数が最も多かったのは2004年であり，（日本国内に開設された東京，大阪の２つの事務所のうち）東京事務所へ申請されたビザの発給数は「60前後」であったという。ロングステイの日本人が相対的に多いとされるチェンマイの事例では，在チェンマイ日本国総領事館の統計によると，在留邦人数は2007年以降50歳代が約半数を占め，在留邦人数全体の過去５年間の伸び率80.9％に対し146.7％も上昇しており，2008年の在留邦人数2,881人中50歳以上は1,399人であった［以上，河原2010］。つまり，ロングステイビザを取得しタイに長期居住する者に比べ，観光ビザで長期滞在する者のほうが相対的に多い。日本の介護事業者リエイは2003年６月より，タイのバンコクにある介護士養成学校を併設するクルアイナムタイ病院と提携しケアワーカーの養成を開始した。

ロングステイのレジデンス

　ロングステイを行うには住居が必要である。住居については近年開発が進み，いくつかいわゆるコンドミニアムというかマンションといったものが増えてきている。広さによって値段はまちまちであるが，プール付きであって，地下にレストランがあるような大規模なものでも $45m^2$ のワンベッドルームで１ヵ月14,000バーツ，つまり４万円くらいになる。

■チェンライ

　チェンマイよりさらに田舎のチェンライは1262年頃ラーンナータイ王国の創設者であるメンラーイ王によって建設され，それまで首都であったグンヤーン（現・チエンセーン）から遷都した。首都はその後，メンラーイ王によって1296年にチェンマイに遷都された。

　人口は20万人強であり日本人観光客はあまり多くないようだが，現在も

「ランナー文化」と称されるタイ北部独自の文化・伝統が色濃く残っている。山岳少数民族も暮らしている。チェンライ市内には美しい寺院や文化施設が数多くあり，15 世紀に建立されたワット・プラケオは，バンコクのワット・プラケオの本尊「エメラルド仏」が安置されていた由緒ある寺院である。昔はアヘンの密売で知られ，最近ではラオス，ミャンマー，タイの 3 つの国境があるという「ゴールデントライアングル」が観光名所になっている。市内中心部から約 1 時間の距離である。

チェンマイとは異なり国際空港があるが，発着便の本数は少ない。国内線も多くはなく，バンコクへの本数も少ない。

私も乗り継ぎのためバンコクで数時間待った。日本食のレストランもあまり多くなく，タクシーの数も少ない。このようなインフラの不足をどう改善するかが重要な課題である。

芸術家，チャルームチャイ・コーシットピパットの故郷としても知られ，彼のデザインしたワット・ローンクンという寺院が新たな観光スポットとなっている。

オーバーブルック病院

チェンライでは民間病院を 2 ヵ所視察する機会に恵まれた。オーバーブルック病院は非営利なカトリック系の病院である。ベッド数は 255 床というが，状況によっては 300 床程度稼働させることもあるという。ドリアンは臭いがするので持ち込み禁止という看板が南国らしく，面白い。

健診にも力を入れており，1 ヵ所（同じ階）ですべての検査ができることが自慢である。

常勤医師は 20 名ほどであるが，公立病院からのアルバイト医師も多い。治療費用は後述するカセムアード病院より安く，公立病院よりは高い（今回は見学できなかったが，公立病院でタイ人医療の中心になっている病院があるようだ）。

カムセアード病院

バンコクに本部を持つ株式会社病院で，タイの病院認証である HA を取得し，質の担保に努めている。日本人への対応も熱心で，最近日本で 2 年間勉強したという通訳も雇ったという。健診なども日本人向けのスケジュールを作るなど積極的である。

ベッド数は 120 床。高度な医療については，カテーテル治療は可能だが，心臓手術は行っていない。緊急で高度な医療が必要な場合には，タイにあるバンコク病院やバムルンラード病院に患者を飛行機やヘリコプターで搬送するケースもあるという。

8 人部屋はタイの公的医療保障制度であるいわゆる 30 バーツ制度で無料であるが，個室になると部屋によっては日本円で数千円の単位になることもある。逆にいえば，公的医療保障制度からは 1 名 1 日 250 バーツしか支払われないということになろう。

日本人会

　ロングステイヤーなどとしてチェンライ日本人会に参加している日本人は94人（2011年10月22日現在）だが，最近は毎月3，4人ほど加入者が増えているという。そのほかに，200人ほどの日本人が領事館に登録されているという。

　チェンライのロングステイヤーの特徴は，夫婦の片方（妻が圧倒的に多い）がタイ人で，チェンマイ周辺に実家がある人が多いという点だ。これは，必ずしも日本人のロングステイヤーがタイ語を流暢に話すことを意味するわけではないようだ。

　介護に関しては，日本でいう家事援助が重視されている。というか，それでいいという発想である。言い換えれば，専門性のある介護士ではなくても家事援助を充実してくれればいいということである。例は少ないが，チェンライに家族の介護のために来ている人は，2人のメイドで24時間体制を敷いているという。もちろん費用は月額は数万円以下である。

　日常的な医療は前述してきた病院で待ち時間も少なく，24時間体制で救急隊を回してくれるので問題はない。

　問題は高度な医療で，やはり重度の疾患になった場合には日本に帰って治療を受けたいということである。前述したように心臓手術や放射線治療になると，バンコクで治療を受けるなら手間は同じなので日本に戻るという。

■ 参考文献
● 河原雅子　「タイ・チェンマイにおける日本人ロングステイヤーの適応戦略と現地社会の対応」年報　タイ研究　No10，2010　p35-55

第4章
人口が多い国の医療

■1 インドネシアの医療

■ インドネシア

インドネシアはビジネスの世界でも最近注目されている国である。アジアにおいて人口が約2.38億人（2010年，インドネシア政府統計）と多くASEAN全体の40％を占める。JETROによれば，世帯可処分所得年間35,000ドル超の富裕層の人口に占める割合は約10％であるが，近年経済成長が目覚しく2018年には世帯可処分所得年間5,000ドル～35,000ドルの中間層が1億人に達すると推計されている。経済成長に伴い，首都ジャカルタのみならずスマトラ島メダンやジャワ島のスラバヤなど地方中核都市も経済成長拠点として大規模開発計画が進められている。

この国の魅力は2012年の名目GDP 8,794億ドル，1人当たりGDPは3,562.9米ドル（外務省HPより）と，新興国の段階ではあるが経済成長率（実質）は2009年4.6％，2010年6.1％，2011年6.5％，2012年6.2％と高く，そこそこの購買力がある国とみなされている点にある。

しかし，面積は約189万平方キロメートル（日本の約5倍）と広大で，人口は2億3,000万人を超える世界第4位の規模であるが，1万8,110もの大小の島により構成され700以上の言語をもつとされる。

一方，首都のジャカルタ（人口960万人，2010年，インドネシア政府統計）は都会としての発展を遂げている。このような国では，首都と郡部の医療は全く異なっていることが多い。その理由は，国民皆保険の成立以前であっても，いい医療を「購入」したいという富裕層や中間層がどこに居住しているのか，そしてその人たちが欲しいサービスに対して，ビジネスや産業という視点でニーズが提供されるからである。さらにインドネシアで重要なのは2014年から2019年で段階的に，国民皆保険制度を作ろうという動きがある点である。対GDP比医療費3.03％（世界銀行データ　2012）で，2000年が1.96％なので急速な伸びを示しているが，国民皆保険に伴いさらに伸びると思われる。現在の日本ではそういった視点はあまり注目されていないが，国民皆保険になれば，医療の需要が大きく伸びる。それは，アクセスが改善さ

れるからである。

　ただし，もう1つ気をつけねばならないのは，日本のように高いカバー率をもつ保険制度が導入されるわけではないということである。つまり，皆保険が導入されたからといって，日本のように全国民が高度医療を受診できるようになるとは限らない。また，需要の伸びをカバーできるほどの財政力があるのかどうかも見えない。

　現在，どのようになるのかが見えないので，ここではまず以前の医療保険制度の説明をしよう。

■ かつてのインドネシアの社会保障

　インドネシアについてはまず公務員と退職者，それらの家族を対象とする1968年から開始された制度である「公務員医療給付制度」（ASKES：Asuransi Kesehatan Pegawai Negeri）があった。その後，軍と警察の年金生活者などに広げられ，給与の金額にかかわらず，加入者は総合的な医療給付を受けることができる。「公務員医療給付制度」の医療機関は主に公的医療機関で構成されており，民間医療機関への受診は給付対象とならない。

　ついで1992年に作られた「労働者社会保障制度」（JAMSOSTEK：Jaminan Sosial Tenaga Kerja）があった。「労働者社会保障制度」は，運営は国有企業であるJAMSOSTEK社が行っている。しかし外資系企業を代表にして，多くの大企業がJAMSOSTEKの医療制度に加入しないで，自家保険を行うか，民間の医療保険に加入している。この保険では初診医は指定された医師の中から選択し，家庭医として登録を行う。二次医療は紹介状が必要となっている。すべての費用は「労働者社会保障制度」の医療費基準内で支払われ，医療費が基準を超えている場合には，自己負担をしなくてはならない。

　最後に，貧困者に対する「社会健康保障制度」（JAMKESMAS：Jaminan Kesehatan Masyarakat）があった。国営企業のASKES社が管理しており，この制度によって，貧しい人々は，地域診療所，公的医療機関，軍や警察の医療機関，ASKES社と契約している民間医療機関において無料で治療を受けることができるようになっていた。

　なお，同じ検査や治療を受けても，その費用は病室ランクによって異なる。

■ インドネシアの国民皆保険制度の導入

　述べてきたような分断された制度下で，総医療費の対GDP比が3.0％（2012年）と少なく，医療にアクセスできない人が多いことを改善するために，インドネシアでは2014年から2019年にかけて，国民皆保険制度を作ることになった。2014年1月にBPJS Healthが設置された。このBPJS（Badan Penyelenggara Jaminan Sosial）は医療保険制度のみならず社会保障を統一的に整備していくもので，BPJS Healthは医療保険実施機関となる。その組織は，それまでの既存制度のうち，公務員向け医療保険を運営していたPT ASKES（PT Asuransi Kesehatan：健康保険公社）を母体として作られており，ASKESの施設・設備，職員がそのままBPJSに移行する形をとっている。ASKES以外

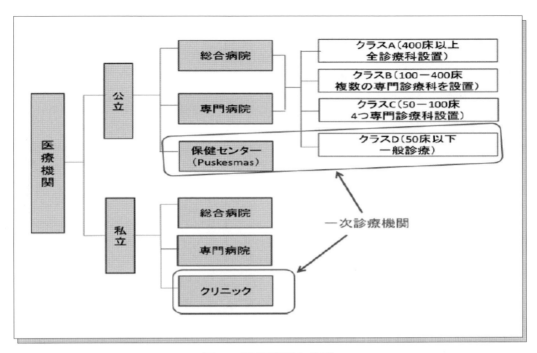

図7　医療機関の体系
（出典）保健省「Indonesia Health Profile 2012」等各種資料より損保ジャパン総合研究所作成

の既存制度の運営機関は解体のうえ，各機関の権限と資産はすべて BPJS に移譲されている。

　この制度は，6ヵ月以上インドネシアで働く外国人を含む全国民を対象とし，加入者は窓口負担を原則無料で医療を受けることができるようにするもので，職種や給付を希望するサービスによって保険料が異なり，地方政府による貧困者向けの制度（JAMKESMAS）から移行した者に対しては政府負担がされている。

　医療機関の仕組みを図7に示す。一次医療を行う医療機関に対しては，治療費は人頭払いで支払われる。所在地域により幅があるが，1人当たり6,000～10,000ルピア（約50～90円）に設定されており，一次医療機関として登録されている患者の人頭分が，治療を受けたかどうかにかかわらず支払われる。この他，血液検査などの検査料や処方薬の薬代は，別途定められた価格表に従った支払いが行われる。一方，公立・私立病院などの二次医療以上の医療機関に対しては，BPJS は診療報酬体系として，これまで国内で利用されてきた DRG（Diagnosis Related Group：診断群別分類）を改良し，より効率的な医療費管理が行えるとされるインドネシア版 DRG である INA-CBG（Indonesia Case Base Groups）をシステムとして採用しており，そのタリフに基づいた請求額が支払われることになっている。

　公的保険外の Private セクターに訪れるのは，Jamsostek（民間企業の従業員向け。2014年1月1日より BPJS に統合）加入者や，民間医療保険の加入

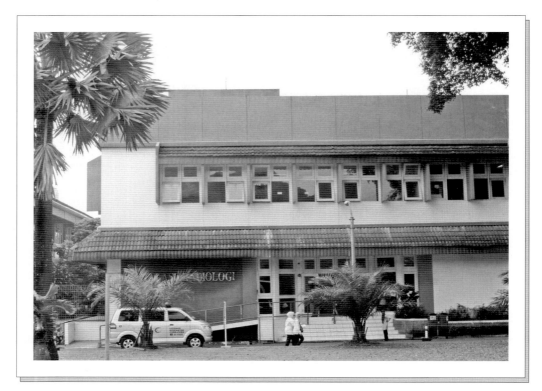

写真 17　国立ファトマワティ病院

者が中心である。その数は 2010 年時点で 2,300 万人にすぎないが，Private セクターで使われている医療費は Public のほぼ倍にあたる 152 億ドル，1 人当たり医療費になおすと 660 ドルと，Public セクターの約 8 倍にのぼる。

　2013 年の病院数は総計 2,228 施設（ベッド数 278,450 床）で，病院の設立別内訳は，公的病院（軍・警察病院，非営利病院含む）1,562 施設，私立病院 666 施設である。

　保険制度の充実に伴い，医療提供体制の拡充が望まれる。そのためにインドネシアでは 2015 年までに 150 の病院を建設し，2019 年までにはベッド数を 12 万 5 千床追加する計画だが，世界の水準に追いつくにはさらに 40 万床以上の追加が必要となるとされている。

　民間病院も，たとえば最大手のシロアム病院グループでは 2018 年までに 25 億ドルを投じて 50 病院（ベッド数 1 万床）の建設を計画している。なお，こうした民間事業者は，皆保険の導入による，直接間接の医療需要の増大を期待している。

　また，医療ツーリズムとの関連でいえば年間 10 万人以上が治療や健康健診など医療目的で出国療機関の需要増の他，インドネシアにおいて毎年 115 億ドルほど費やされているというので，この無駄をなくしたいという気持ちも政府にはある。

■ インドネシアの国立病院

　保健省病院局の現在の方針は「健康インドネシア」の実現を目指した公立病院と保健所の強化であり，予算としては公立病院に対しては1,000億円以上の投資を行っている。また，保健所（プスケスマス）のレベルアップと業務拡大のために，保健所1施設あたり1,000万円の予算を投入している。病院数は2011年で1,721病院，保健所が9,321ヵ所である。民間病院，公立病院とも急速に増加中であるが，増加数は民間病院のほうが多い。

　国立ファトマワティ病院（**写真17**）は，785床，平均入院日数8～10日，ベッド占有率は80～85％，外来患者数1日1,800人というジャカルタ南部で唯一の国立病院である。診察待ち時間は長い。アジアの病院においては，急性期対応が中心で（まだ急性期対応が十分ではないために），慢性期の医療が充実していないといわれるが，それはインドネシアにも完全にあてはまっている。

　この病院では，リハビリテーションの場合には入院期間は1ヵ月ほど，リハビリ専門医が7名いるとのことである。リハビリテーションを学ぶ学校はあるが，マッサージが安いので，リハビリに行くという発想がないなど世間でもリハビリテーションの認識は低く，理学療法士，作業療法士は国家資格ではない。また，日本など先進国は早期リハビリテーションを行うが，インドネシアはまず安静にすることを最優先させる，といった違いがみられた。

■ インドネシアの医療従事者

　保健省の発表ではインドネシアの医師数は4万人であり（必ずしも正確な数字ではない，世界銀行によれば2012年には人口1,000人当たり0.29名という），医師不足が問題視されており，医師数を17万人までに増やす目標がたてられている。医師は，1名3病院まで掛け持ちが可能であり，掛け持ちの病院ではパートタイムで就労している。上述のとおり，保健省が管理している医師数は4万人であるが，WHOの発表では9.8万人とされる。国家資格と試験に関しては，薬剤師，検査技師，看護師は国家資格がある。2007年より開始された医師国家試験のほか，歯科医師，助産師も国家試験を実施している。

　看護師の資格を持つ看護師・看護助手は40万人である。医師と同様，インドネシア全体で看護師の数も不足している。看護師の数は増加しているが，ベッド数あたりの看護師数は他国に比べ少ないといえ，今後も看護師不足が続くと予測される。看護師と同じく国家資格である薬剤師の数は1万人であり，医師の指定する薬を院内処方するスタイルが一般的である。薬剤師は患者に薬品に関するアドバイスを行い，患者を啓蒙する役割も担う。

　インドネシアでは，伝統医療を補完治療，選択治療として医療に取り入れることが政府の方針で決定している。しかし，現状では専門家が非常に少ない。なお日本の医師免許はインドネシアでは使えない。

■ EPA

　経済連携協定（EPA）に基づき受け入れた 311 名のフィリピンとインドネシアの看護師候補者のうち，2012 年度の看護師国家試験の合格発表合格したのはわずか 30 名。合格率は 9.6％で，前年度の 11.3％を下回った。

　一方，日本人看護師候補者の全体の合格率は 88.6％だった。EPA による候補者の試験合格率の低さは，言葉の問題が主な要因で，最大の難関は漢字であるといわれ，民主党政権時の規制制度改革会議の閣議決定を受けて，2010 年度実施の第 100 回試験から「難解な用語や表現は言い換える」「難解と判断される漢字にふりがなを振る」「疾病名には英語を併記する」などの特別措置がとられたが，大きな改善は見られなかった。こういった看護師が，インドネシアでの日本人相手のクリニックに，通常の給与より高い金額で雇用されたり，再受験を試みたりと様々な動きはあるが，あまりにも合格率が低いので希望数が減るのではないかと懸念される。

■ 民間病院の事例：MMC

　次に，インドネシアでの外国人対応が可能な病院を紹介しておこう。

　民間病院としては Rumah Sakit Metropolitan Medical Centre（MMC）を視察した。この病院は，1976 年，医師を中心としたスペシャリストでオフィスタワー内にクリニックをスタートしたのが初めで，医師主導の株式会社立の民間病院になる。民間病院では経営陣ではない医師は病院との契約という米国のスタイルをとり，入院や手術については場所の賃料や看護師のレンタル料金が医師に課金される。また薬は医師が自由価格で販売している。
この病院は年々発展し，1987 年には南ジャカルタ，KUNINGAN に RS.MMC を開院した。現在では，医師 158 名，ベッド数 154 床の規模であり，世界的な病院を目指し，JCI の認証を取得予定である。

　現在の場所に病院を建てたのは 1987 年であり，利益追求を目的に設立されたインドネシア初の民間病院である。170 名の医師（うちフルタイムの医師は 20 名で，残りの 150 名はパートタイムの医師），薬剤師 2 名，アシスタントおよび看護師 260 名が勤務している。院内における通常の医療サービス以外では，訪問看護，VIP 診療，訪問予防接種などを行っている。ベッド数は 156 床で，VIP 病床の稼働率は 90％，その他のランクの病床は 60〜70％である。

　患者数 300〜400 名/日，患者の平均在院日数は 4 日で，各国大使館に近いという立地条件から，ロシア，中国，韓国，オーストラリア，インド，中東等の出身の外国人患者が診療を受ける。患者は中間層以上であり，治療費を自費で支払う患者は 60％，保険利用が 40％である。治療費は，ドクターフィー（処置費）とホスピタルフィー（診療費）は分かれており，両方に保険が適応される。

日本からの医療進出

　まず，旧来型の進出とでもいうべき，日本人対応で昔から行っているクリ

ニックを紹介しよう。

　ジャカルタ市内には，現在，日本人対応のクリニックが 4 ヵ所ある。タケノコ診療所は，患者を日本人に限定し，診療を行っている。産婦人科が専門の日本人医師の山田医師（タケノコ診療所での勤務 8 年）以外には，若手のインドネシア人医師が 20 名，スタッフ数は 100 名以上が勤務している。また，バリ島に支店を持つ。徒歩 2 分の距離に協力病院のサヒット・サウマン病院がある。提携関係により，ICU 治療，ヘリコプターでのシンガポールや日本への搬送が可能になった。今後は，美容整形の分野にもサービスを拡大する意欲を持っている。

カイコーカイスナヤンクリニック

　アベノミクスによる医療の輸出（アウトバウンド）の方針にのっとり，日本からは，名古屋市に本拠を置く医療法人偕行会が，日系企業の入居するオフィスビルが多いスナヤン地区に外来診療専門のカイコーカイスナャンクリニックを建設し 2013 年 12 月に開業した。このクリニックではインドネシアに駐在する 13,000 人の日本人駐在員と外資系で働く外国人への簡単な外来診療と健康診断，あるいは現地の富裕層に糖尿病をはじめとする慢性疾患の治療サービスを提供することが目的であり，こういった人が患者になったときに，タイやシンガポールにメディカルトラベル（ツーリズム）を起こさないように，高品質の日本ブランドで勝負するというのが意図である。レントゲンや胃部 X 線（バリウム）検査，超音波診断のための機器は日本製の機器を中心に揃え，日本の高水準の医療技術を提供する。医師は日本人 1 人，インドネシア人 4 人の計 5 人体制としている。看護師スタッフは，日本とインドネシアの経済連携協定（EPA）の看護師・介護福祉士受入れ事業で派遣され，日本の医療機関で看護助手として働いた経験者を中心に採用する。

■ 参考文献

- 「世界の医療事情」インドネシア編 2012 年 10 月改定
  http://www.id.emb-japan.go.jp/iryou_kikan.pdf
- 福岡藤乃　「インドネシアにおける医療保険制度とその課題」海外社会保障研究 No170.Spring2010
- インドネシアの公的医療保険制度改革の動向
  http://www.sj-ri.co.jp/issue/quarterly/data/qt64_5.pdf
- 佐藤百合　経済大国インドネシア　-21 世紀の成長条件中公新書 2011 年
- シゴトタビ日経ビジネスインドネシア 2014 年　日経ビジネス &TNC
- http://mag.executive.itmedia.co.jp/executive/articles/1406/02/news014_3.html
- インドネシアの公的医療保険制度改革の動向 http://www.sjnk-ri.co.jp/issue/quarterly/data/qt64_5.pdf
- 東南アジア地域にみる厚生労働施策の概要と最近の動向（インドネシア）
  http://www.mhlw.go.jp/wp/hakusyo/kaigai/14/dl/t5-01.pdf

2 中国の医療

■ 中国という国

　中華人民共和国という，2013年の人口13.57億（世界1位），面積は日本の約26倍，世界2位という巨大な国の医療はどうなっているのであろうか。中華人民共和国は漢民族（総人口の92％）および55の少数民族から成るが，地方分権が進んでおり，また都市と農村部の差も激しい。ちなみに，農村人口が53.7％とされ，65歳以上の高齢者は1.3億人である（2013年）。

■ 経済における医療の位置付け

　国全体のGDPは日本を抜き，世界2位であるが，1人当たりのGDPは2013年で6,950ドルと低く，ジニ係数も0.473（2013年）と警戒ラインの0.4を上回っている。平均寿命は74.8歳，乳児死亡率は2011年に12.1％と日本の6倍，1970年代前半の水準である。

　対GDP比の医療費は5.41％（2012年　国際銀行）と低めであるが，医療の位置付けが独特である。国民皆保険ではある。しかし，国民にとっては，医療は高いものであるという認識があるようだ。社会保障という概念がある西洋諸国や日本では，医療は社会保障の部に位置付けられているが，中国では必ずしもそうではなく，極端な言い方をすれば，お金によって受けることができる医療が異なる，階層医療といってもよい。

　もちろん，医師の技術料（正確には技術料という概念はなく，診察費用）にも差があり，医師によって値段が違う。またVIP外来が存在し，政府高官や病院幹部等は廉価ですぐに医療を受けることができる。

　金銭で最も差がつく部分は薬剤のようだ。院内製剤が充実している中国では，病院が独自に（特に中医では），薬剤を調合（認可は受けている）しているので，安い薬を渡すことができる。

　その意味で，日本で話題になっているようなジェネリックは，さほど重視されておらず，病院の薬事委員会にその薬剤が収載されれば，院内製剤と同様に安い薬剤として処方されるようだ。西洋薬で特許期間中のものは当然，高価である。

　さらに，多くの病院で国際部が存在し，外国人を診察している。この費用は当然，普通の外来より高額である。

　もともと中国では混合診療は全面解禁されている。しかし，この考え方で政府が推し進めれば，中国の医療は米国と同様に市場化されたものになる。医療の私的財的な要素が前面に出てしまっているといえよう。

　2013年では全国の医療機関数は974,398ヵ所，うち病院が24,709ヵ所（後述する3級1,787，2級6,709，1級6,473）である。医師は279.5万人（人口10万人当たり206人），で日本の医介補のような修練のみで医師をしている

人を除くと228.6万人と少ない。また看護師数が少ない点にも特徴があり，278.3万人と増加政策をとっても医師数とまだあまり変わらず，薬剤師39.6万人，リハビリ治療師約2万人と医療専門職が少ない。

■ 中国の医療保険制度

きわめて簡単にいえば，主として公務員用の公費医療制度，企業の職員や家族のための労働保険医療制度，農村部のための農村合作医療制度からなる。前2者は手厚いが，農村合作医療制度はそうでもない。農村合作医療制度では薬剤費用は全額自己負担になる。

1990年代以降医療保険制度の再編に向けたさまざまな改革が模索されている。医療については1993-94年，政府による医療保険制度改革案が示されたが，これは「個人医療口座」という一種の強制貯蓄制度をベースとし，かかった医療費の規模に応じて自己負担さらにリスク分散としての基金を併用する内容のものであった。

そして，1998年末に全国的に統一された新しい医療保障制度が構築され，1999年からこれが実施された。また，2013年には都市従業員基本医療保険加入者が2.7億人，都市住民基本医療保険加入者2.96億人，新型農村合作医療加入者8.02億人と，国民皆保険制度を構築したというが，現実にはなかなか厳しいのではないかと考えられる。

また，個人主義（家族主義）の考え方が強いのが中国の伝統なので，どこまで保険を頼るのかという面もよくわからない。

■ 北京での病院の状況

病院は，規模や設備，医師数などで国が1級～3級（おのおので甲乙丙に分かれる）に認定，分類される。大ざっぱにいえば19-99床が1級，100-500床が2級，500床以上が3級である。一番高度な医療を行う病院は3級の甲の病院である。なお，中国では日本でいう病院を医院というので注意されたい。

病院は，北京ではほとんどが国立である。しかし，経営の自由度は高いようで，政府からはスタッフ数に応じた補助金，修繕費用をもらい，逆に患者からの収入の1部（ある病院では4元すなわち60円が1患者）を北京市に納めるそうだ。

医療情報はかなり少ない，HPも中国語なので読めないせいもあるが，少なくとも英語にうまく対応している病院は少なそうである。

しかし，医師の診察料（指名料）や技術の価格は示されている。外国人向けや特殊外来では，100元の診察料という場合もある。

患者満足度の調査，ロイヤルティの調査，意見箱の設置，コミュニティへの健康セミナーといったことは行っているし，経理は専門家を配置し，厳密に行っているようだ。

北京大学に入学するのは東京大学に入学するより難しい，という話もあり，経営管理層や医師はかなり優秀であると推定される。

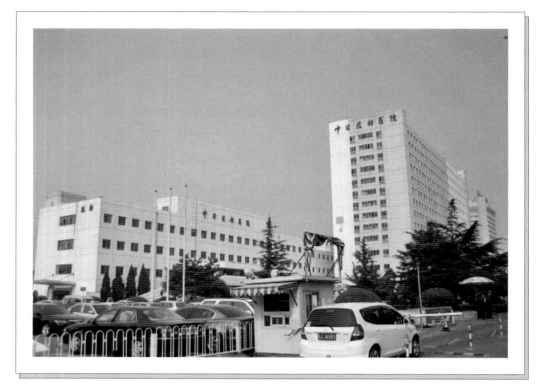

写真 18　中日友好病院

　日本人も，簡単な病気や健診は，後述する外国人用のクリニックで診察してもらうが，重い病気になった場合にはすぐ日本に帰る，という考えの人が多いようだ。

　それには，医療の質がまだまだ信用できない，という気持ちが根底にあるように思われる。

　ただし，アレルギーやリウマチといった難病の場合には少し様相が違う。東洋医学，すなわち中医の存在がある。

　なお，医師の待遇はさほどよくなく，手術が多い外科医や 3 級病院の医師で 30 万円〜40 万円，普通の内科医であると 20 万円くらいの月収だという。研修医は月に 2 万円ほどの収入だそうだ。金融系などの外資系企業のほうがずっと給与はよいようである。

中日友好医院（写真 18）

　北京において日本政府の ODA を受けて 1984 年 10 月に開設された病院である。ベッド数は，1,300 床（西洋医学 900 床，残り中医），職員は 2,000 名で，うち医師は 600 名強，看護師は 700 名強である。

　3 級の甲の病院になる。なお，ここには，国際医療部があり，日本人を含め外国人に快適な医療を提供している。また，SARS の対策を行った病院でもある。

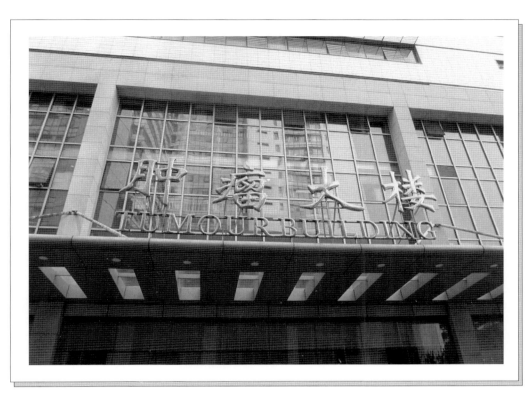

写真 19　解放軍 301 病院のがんセンター

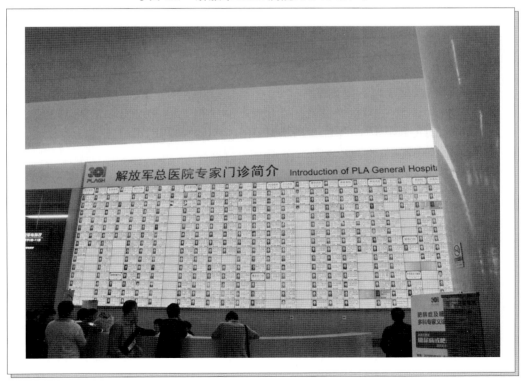

写真 20　解放軍 301 病院の医師のリスト

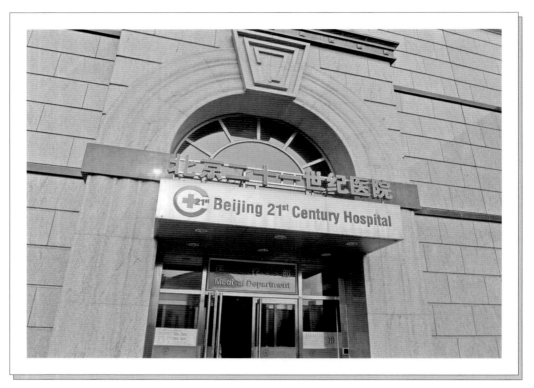

写真 21　北京 21 世紀医院

解放軍 301 病院（写真 20）

　中国の軍関連の病院の頂点に立つ 4,400 床の病院である。

　なお，人民解放軍（People's Liberation Army：PLA）とは，中国共産党直属の軍事組織であり，中華人民共和国の軍隊である。勤務者は医療者も含め軍人である。また，3 番で始まるのは北京周辺の解放軍病院である。この病院では，PET/CT が 4 台，1 台の PET/MRI を導入しており，高度医療も行っている。がんセンターを作っている。医師の数も多く，主任以上の医師は**写真 20** のように壁に名前と写真が飾ってあるが，このようなパネルが 2 個ある。混雑ぶりも半端ではなく，筆者は実際に「診察券」を売ろうとしている中国人から声をかけられた。

外国人用クリニック

　医療をビジネスとしているという視点からは，外国人や中国の富裕層を対象にするクリニックが多くできてくることは想像に難くない。実際，外国人で中国勤務の人も増えており，その人たちの健康管理のニーズは高まっている。このような病院では，外国人医師で中国の医師国家試験に合格した人も勤務している。必ずしもやさしい試験ではないようだが，外国人医師にも門戸は開かれているといってよいようだ。こういったクリニックは費用が高額なため，1 日当たりにさほど多くの患者を診察する必要がない。また，医師

の待遇も相対的に良いといわれる。

北京 21 世紀医院（写真 21）

　日中友好のために建てられた豪華な 21 世紀ビルの 1F と 2F にある病院である。場所も日本大使館の正面で，日本人が多く居住したり勤務するエリアにある。

　この医院は 1 級の病院としての認可を受けている。ただ現在のところ入院よりも外来に力を入れている。21 世紀病院の最大の特徴は日本でも有数の病院として知られる鴨川の亀田総合病院がバックアップしている点にある。すなわち，日本製の MRI，CT も備え日本の医療輸出戦略の一角を担っている病院ということになる。

　いわゆる家庭医や小児科，婦人科，美容整形，歯科を備えている。日本人対応が中心ということで，待合室には日本語の本や雑誌が多く置かれていた。

　また，健診施設も充実しており，VIP 用と通常の 2 種類の健診が行われている。

上海ファミリークリニック

　さて，年々日本人の駐在員が増えている上海であるが，日本人向けクリニックはどのようになっているのであろうか。

　上海ファミリークリニックは日本人向けの医療を実践しているクリニックで，経営者も日本人医師である。日本人医師は院長以外に 2 名，加えて中国人の医師も勤務している。

　月平均 1,000〜1,200 名の患者を管理しているとのことであり，診療科は小児科，内科，外科，耳鼻科，整形外科，脳神経外科，プライマリーケアとなっている。

　院内にはレントゲン室，超音波検査も設備されている。複数のクリニックが集まるビル内にあることから，MRI，CT，内視鏡などは，このビルの共用の医療機器を活用している。

　ある日本人医師によれば，1 日 20 名前後の来院があり，邦人では 40 歳代の駐在員が多いとのことであった。慢性病を抱えた邦人の管理をしているようで，土日も開院しており，駐在員は土日に来ることが多い。この医師はクリニックで対応できない重篤な患者は基本的には帰国させると明言していた。基本的に，中国の病院を信用していないことを明確に表現されていたといえる。

■ 西洋医学と中医のコンビネーション

　東洋医学のメッカは中国になる。伝統中国医学とは，中国において，主に漢民族によって発展し，朝鮮半島や日本にも伝わってそれぞれ独自の発達を遂げた伝統医学の総称をいう。英語の「Traditional Chinese Medicine（略：TCM）」の訳語であり，漢方医学（和漢方）は日本で発達した中国医学系の伝統医学の呼称である。明治時代の伝統医学復興期に，漢方医学の名がつけ

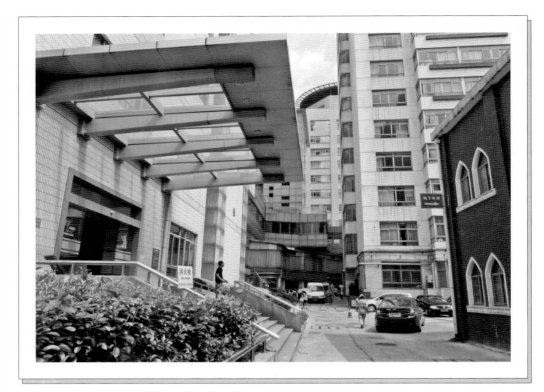

写真 22　崋山病院

られた。漢方という名は江戸時代に蘭方に対して用いられた日本で発達した
中国医学系の伝統医学の呼称として用いられる。漢方には鍼灸も含むが，現
在漢方薬による治療のみを指すことが多い。日本においては鍼灸は医師・鍼
灸師が行い，漢方薬治療は医師が行うという特徴がある。

　なお，韓国にも東洋医学の病院やクリニックがあり，やはり西洋医学に
とっての難病を治療しているが，これは中国の明医学に基づくものであり，
人気テレビドラマの『宮廷女官チャングムの誓い』の世界である。

　医師も2種類あるので，病院も2種類（正確には3種類）あると考えてい
い。協和病院は西洋医学，東頂病院は中医，中日友好病院はその中間の考え
方をとって，医師を配置している。当然，針灸を含めた中医も保険適応であ
る。

　少なくとも中国の患者は，西洋医学と中医という2種類の選択肢を持って
いる。そんな中で生まれてきたのが，中西医結合という考え方だ。これは，
たとえば，診断をCTなどの西洋医学の医療機器で行うが，治療は中医の考
え方で行うというもので，東頂病院はこの考え方で治療をしている。

　次いで上海の一流病院を紹介しよう。

崋山病院（写真22）

　中国全土でも有数な大学である復旦大学の附属病院でNO.1病院といわれ

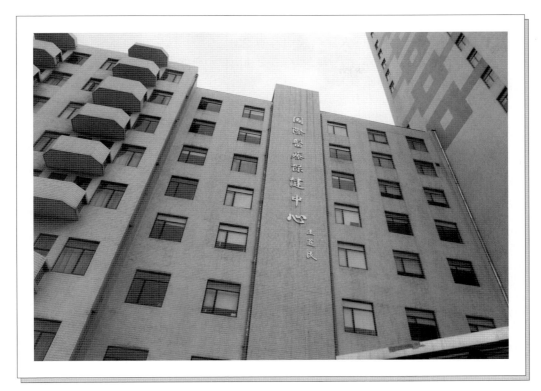

写真 23　上海交通大学附属第一人民病院

　る復旦大学附属崋山病院は中国赤十字総合病院として 1907 年設立され，総合病院としては最先端の設備を持っている。上海でも早期に海外との合作で外国人用病棟を設立し，JCI の認定も取っている病院である。特に，脳神経外科，心臓血管疾患，整形外科，皮膚科，感染症などが有名で，VIP 用病棟（特診）があり，ここでは大阪の北野病院と提携し，日本の医師が定期的に訪問するとのことである。また，北野病院から派遣された日本人看護師が常駐している。逆に崋山病院からも北野病院に人材を派遣しているとのことであった。

　ベット数は 900 床。1 日の外来患者 2,500 名，急患は 150 名。職員総数約 1,800 名，医師は 500 名，うち教授，助教授クラス 150 名，看護師 320 名である。

　英文のパンフレットがあり，病院を紹介する DVD を作成しているなど，上海在留の外国人受け入れに積極的であることがうかがえる。VIP 用の病室はわが国の総合病院の特別室といった雰囲気である。ちなみに部屋代は 1 日 1,500 元から 3,000 元（25,800 円～51,600 円）とのことであった。

　医療サービスについての取り組みでは患者アンケートを実施しているなどサービスレベルの向上に取り組んでいるようである。それでも，インタビューに応じてくださった責任者の医師は，医療サービスは日本の病院にはかなわないとはっきりいわれたのが印象的であった。

上海交通大学附属第一人民病院（写真 23）

　上海交通大学は読んで字のごとく，交通関係から始まった。現在では国立上海交通大学は国家重点大学の1つで，総合大学として，清華大学，北京大学に次ぐ難関校といわれている。江沢民の出身校としても有名である。

　この上海交通大学附属病院の1つに，第一人民病院がある。大学の附属病院としては，瑞金病院，仁済病院，新華病院，第一人民病院，第六人民病院，第九人民病院，第三人民病院，児童医学センター，児童病院などがある。

　第一人民病院は，旧日本人街にあり，1864年カトリック系総合病院として開設されたこともあって，外国人や富裕層の診療には長い歴史を持っている。この病院でも，VIP専用（特診）の病棟を持っている。

　病床数は1,500床，外来は1日，5,000名。職員総数は2,300名，そのうち，医師は600名以上となっている。

　日本人向け通訳は大きな役割を果たしているようである。中国の医師は，基本的に診断結果を説明しないとのことで，そこに日本人患者の不安感がある。通訳の方は日本人の心情にまで踏み込み，医師に診断の所見などを話してもらうように促したり，24時間院内に待機し（もちろん交代はあるが），日本人にきめ細い対応をしている。

上海中医薬大学付属龍華病院

　中国では，日本での医学つまり西洋医学とは別に，日本でいう漢方医学に近いものであるが，中医専門の医学部がある。この大学は中医を養成する大学で，中国で，最も早く設立された4つの中医臨床基地の1つといわれている。上海中医薬大学では中医と西洋医学の両方を学ぶようになっていて，龍華病院では中医師が78％を占めている。

　ただ最近では中医の総合病院であっても，西洋医学の診療も行っている。また，VIP専用の病棟がある。

　ベット数は825床，平均入院日数は11日である。2,500名の職員がおり，年間237万人の外来患者を受け入れている。VIP病棟（特診）では年間11万人の診断をしている。中医薬病院であることから1日12トンの漢方薬を処方し，処方する全薬中で漢方薬は70％を占めているとのことであった。1名あたりの処方量が多い。なお，薬局は，西洋薬の薬局，漢方のエキス剤の薬局，中国古来の漢方薬局（エキス剤ではない）の3種類あり，漢方の中でも日本での主流のエキス剤ではない漢方薬局である。

■ 中国医療の影の部分

　都市型の医療保険の場合，都市の病院での受診が可能だが，農村型保険ではそれができない。したがって，農村では衛生院が医療の中心になり，高度な医療を受けることは不可能である。そこで，重篤な疾患にかかった人は自費で受診することは可能だが，北京の有名病院の医師を受診するためには診察券を購入しなければならない。この値段は国が管理しているので高くても

数百元の単位なのだが，問題はこの有名医師が質の担保のために診察の量を制限している。つまり1日に診察する患者の数を制限しているので，とても需要を満たせない。したがって，診察券を得るために何日か前から順番待ちをしたり，ダフ屋から高額で診察券を購入するといったことが行われているようだ。

　『看病難』，『看病貴』という言葉が新聞等のメディアに出ることが多い。『看病難』とは，医療機関の数の不足や建物の老朽化，医療サービスのレベルの低さなどが原因となって患者が大病院に集中し，結果的に多くの患者が医療を受けられないという問題である。『看病貴』とは，薬による収入が病院の収益の60%以上を占め，過剰な投薬と医療検査などを重ねて補助金がなくなった病院の経営を保とうとすることで，医療費が高騰する問題である。

　ちなみに救急車は有料であり，通常のタクシー代金が安いことも相まってタクシーの3倍くらいの料金が必要で，お金がないと乗せてくれないこともあるという。

　場合によっては借金をすることで，有名医師の診療の権利を買ったりする場合もあり，それで病気が治らなかったような場合には医師への怒りが爆発する。また，このような状況なので医師には患者から選ばれているという意識がない。言い換えれば医師と患者の信頼関係がなく，医師が襲われたりすることもあるようだ。

泰達国際心血管病医院の取り組み

　そこで，その信頼関係の回復，つまり患者中心の医療を行おうとしてJCIを取得したのが「泰達国際心血管病医院」である。中国では民間病院や専門病院が医療ツーリズムを行うためにJCI認証を取得することが多いが，この病院は一味違うのである。

　泰達国際心血管病医院は3級の甲の病院で，2009年6月にJCI認証を受けている。病院の理念を「博愛と済世」としている。心臓血管の専門病院であり，開心術8,000例経験者で60歳の優秀な外科医でもある劉暁程院長のリーダーシップにより，中国における病院改革のモデル病院として活動している。ベッド数は600床，平均入院日数は9.7日，ICU80床，CCU40床，手術室16室，カテ室5室で，開心術が2,300例（2008年，CAG 1,700例），PCI 800例という例数を誇る。動画像ネットワークシステム（PACSとHISシステム）などで全病院の診療情報を共有し，病院全体でペーパーレス化を実現している。

それ以外の JCI 取得病院

　2007年5月には中国国内の公立病院もJCIの認証を受けている。その中で，浙江省の「邵逸夫病院」は初めてJCI認証を取得した病院である。これは中国国内の公立病院がグローバルスタンダードを気にしはじめたということであろう。

■ 医療の格差ができたわけ

　さて，どうして医療にこのような格差が生じてしまったのか。この現象は経済学的に非常に明快に説明できる。まず，中国の医療は1980年頃までは国営であり，自己負担も少ないかほとんどなく，まさに平等な医療であった。しかし，改革開放の政策の結果，医療においては市場化の道を突き進むことになる。すなわち，病院は国立のままであるが，補助金をカットしたり，なくしたりすることで運営費用を病院の独立採算制にしたのである。医療分野は情報の非対称性が大きな分野であり，そのため日本をはじめとする先進諸国では医療を純粋な自由市場に委ねず，公的な管理の下に置き，準市場としている。もちろん，中国においてもいきなり100％の市場化を狙ったわけではなく，現在でも主流はそうではあるが，土地・建物を所有するのは国であり，提供者は公務員である。また，医療費も公定価格である。一見すると市場原理主義ではないようにさえ見える。しかし，独立採算制，すなわち稼いで黒字を出すことを求められた病院は，情報の非対称性あるいは，医療における患者が弱者であり，提供者が強者であるという立場を徹底的に利用した。折しも，人口ボーナス期[*1]に当たっている中国では患者が医療機関を選ぶなどとんでもなく，患者の数は膨大である。予約券を得るために3日前から病院に寝袋を持って並ぶことさえあるとか，ある循環器の専門病院では，手術の待機リストが14年待ちになったという，噂でもあり真実でもあるかもしれない話が飛ぶ。

　このような状況下で，中国の病院においては高額な医療費を患者に請求できないために，患者からの袖の下や，薬剤等によるマージンで医師も病院も儲けているといわれている。もちろん価格は公定であり（医師によって初診料は違うが），料金表が掲げられているのに，である。この状態は，まさに市場の失敗といってもよかろう。

■ 中国医療の今後

　急速な経済発展には格差がつきものである。そして医療でお金を儲けようとする動きが強い中，多くの庶民が割を食っている。病院では，病院の中で1ヵ所ごとに支払が強要される。わかりやすくいえば，診察したらいくら，画像を取ったらいくら，薬剤投与でいくらという形で，毎回支払わないと次に行けない。

　医療の，私的財的な要素が前面に出てしまっているといえよう。

　写真24に示すように病院は非常に混雑し，社会保険制度を整備してきて

---

*1）人口ボーナスとは，子どもと高齢者の数に比べ，働く世代の割合が増えていくことによって，経済成長が後押しされること。人口ボーナス期とは総人口に占める生産年齢（15歳以上65歳未満）人口比率の上昇が続く，もしくは絶対的に多い時期，若年人口（15歳未満）と老齢人口（65歳以上）の総いわゆる従属人口比率の低下が続く，もしくは絶対的に少ない時期を指す（JETROセンサー　2015年3月号　P58）。諸国の人口ボーナス期を図8に示す。

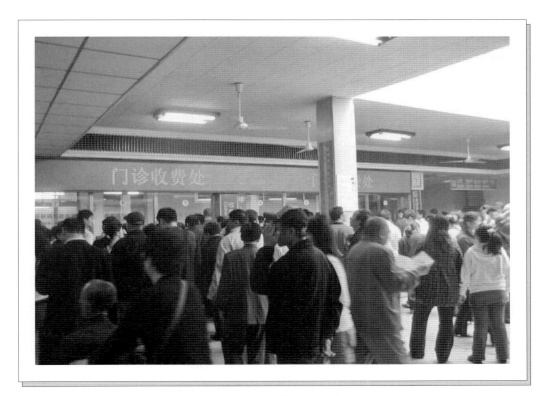

写真 24 混雑した外来

はいるが，保険によって差があり，お金がないとよい医療を受けることができないという現実がある。 2011 年 11 月 2 日，中国の医学サイト"丁香園"に"医療工作場所防止暴力行為中国版指南（医療現場での暴力行為を防ぐための中国版手引き）"（以下"防暴指南"）が掲載されて，医療関係者の間で話題となった。

　次のような項目で構成されている。

【1】すべての診察室と事務所の机の下に緊急用非常ボタンを設置し，万一の事態の発生時にボタンを押せば，医院の警備室あるいは公安警察へ直通でつながるようにしておく。

【2】当直の時には出来る限り部屋で一人になることを避け，入口の扉には近づかない。

【3】携帯電話には医院の警備室や公安警察へつながるスピードダイヤルをセットしておく。

【4】医院の事務方は監視カメラやその映像保存設備の状況を定期的に検査し，可能な限り，広角のハイビジョンカメラを使用する。

【5】自己防衛を念頭に，医師は周辺にある物を使って身を守る。たとえば，鉄製の「カルテ挟み」で抵抗し，刃物による攻撃を防御する。

【6】応対する時間的余裕があるなら，すぐに白衣を脱ぎ棄て，人ごみに紛れて迅速に現場を離脱することにより傷害を受けるのを避ける。

（単位：万人、％）

	人口(2015年)	老年化指数					人口ボーナス(薄緑色期間)終了年	人口ボーナス(緑色)終了年
		15年	20年	30年	40年	50年		
日本	12,682	2.1	2.3	2.5	2.8	2.9	1992	2005
米国	32,513	0.8	0.9	1.1	1.2	1.2	2008	2014
欧州（東欧・ロシア除く）	45,062	1.2	1.3	1.6	1.9	1.9	1999	2010
フランス	6,498	1.0	1.1	1.3	1.5	1.5	1989	1989
英国	6,384	1.0	1.1	1.3	1.5	1.5	2007	2007
ドイツ	8,256	1.7	1.8	2.2	2.6	2.6	1986	2007
東欧・ロシア	29,250	0.9	1.0	1.2	1.4	1.4	2010	2022
ロシア	14,210	0.8	0.9	1.1	1.1	1.2	2009	2025
アジア（日本除く）	398,473	0.3	0.4	0.6	0.8	1.0	2014	2038
中国	140,159	0.5	0.6	1.0	1.5	1.6	2010	2034
韓国	2,516	0.5	0.4	0.6	1.0	1.1	2020	2034
ASEAN	63,186	0.2	0.3	0.5	0.7	0.9	2024	2041
シンガポール	562	0.7	1.0	1.4	2.0	2.5	2012	2028
タイ	6,740	0.6	0.8	1.4	2.0	2.4	2014	2031
ベトナム	9,339	0.3	0.4	0.7	1.2	1.6	2016	2041
インドネシア	25,571	0.2	0.2	0.4	0.6	0.8	2026	2044
マレーシア	3,065	0.2	0.3	0.4	0.7	1.0	2040	2050
ミャンマー	5,416	0.2	0.3	0.5	0.7	0.9	2029	2053
フィリピン	10,180	0.1	0.2	0.2	0.3	0.4	2050	2062
バングラデシュ	16,041	0.2	0.2	0.3	0.6	0.9	2032	2051
インド	128,239	0.2	0.2	0.3	0.5	0.6	2040	2060
パキスタン	18,814	0.1	0.1	0.2	0.3	0.5	2047	2072
中東・中央アジア	40,011	0.2	0.2	0.4	0.5	0.8	2035	2045
トルコ	7,669	0.3	0.4	0.6	0.9	1.3	2022	2037
イラン	7,948	0.2	0.3	0.5	0.8	1.3	2031	2044
サウジアラビア	2,990	0.1	0.2	0.4	0.8	1.2	2034	2049
中南米	63,009	0.3	0.4	0.6	0.8	1.1	2022	2033
メキシコ	12,524	0.2	0.3	0.5	0.9	1.2	2027	2037
ブラジル	20,366	0.3	0.4	0.7	1.1	1.5	2022	2038
アフリカ	116,624	0.1	0.1	0.1	0.1	0.2	2089	(灰色)
エジプト	8,471	0.2	0.2	0.3	0.4	0.6	2041	2048
南アフリカ共和国	5,349	0.2	0.2	0.3	0.4	0.5	2044	2070
世界	732,478	0.3	0.4	0.5	0.6	0.7	2013	(灰色)
先進国	125,959	1.1	1.2	1.4	1.6	1.6	2013	2014
新興国	606,519	0.2	0.3	0.4	0.5	0.6	2015	(灰色)

注1：中位推計。先進国と途上国の定義は国連の定義に基づく
注2：灰色：従属人口（若年人口＋老齢人口）／総人口の比率が低下を続ける局面。薄緑色：従属人口比率が低下し、かつ生産年齢人口／従属人口が2以上の期間。緑色は生産年齢人口／従属人口が2以上の期間
注3：老年化指数は若年人口に対する老齢人口比率（老齢人口／若年人口）を示す
資料："World Population Prospects：The 2012 Revision"（国連）を基に作成

図8　主要国・地域の人口ボーナス期
（ジェトロエリアリポート2015年3月ジェトロセミナーより）

【7】現場離脱や抵抗の過程で，メガネ，ネックレス，指輪など身につけた物による二次的な負傷に注意しなければならない。とりわけ医師には近視が多いので，暴徒からは一定の距離を保ち，メガネの破片による二次的な負傷をしないようにする。

　しかし，患者側はやむにやまれぬ思いで医療騒動を起こしているのだという批判もあり，中国の医療は混迷を極めているといってよいであろう。

■ 参考文献
● 中国の医療格差と医療制度改革
　https://www.jri.co.jp/MediaLibrary/file/report/rim/pdf/2733.pdf
● 久保英也　中国における医療保障改革：皆保険実現後のリスクと提言ミネルヴァ書房 2014 年
● 徐林卉　医療保障政策の日中比較分析—中国農村部医療保障の健全化に向けて晃洋書房 2008
● 広井良典（編集），駒村康平（編集）　アジアの社会保障　2003 年東大出版

3 インドの医療

■ インドの状況

　2013年の人口は12,52億人と1位の中国（13.57億人）に肉薄するしている。

　若い国であるというのが特徴で，人口の32%が0〜14歳，63%が15〜64歳，5%が65歳以上で，2040年には一人っ子政策をとる中国を抜いて，2050年までには世界で最大の人口を持つ国になる。そして，その2050年の時点ではGDPが27兆8030億ドルへ上昇しており，アメリカの8割の規模にあることが予測されている。

　よい面での特徴は，英語が通じる，国際化の進展である。たとえば米国におけるインド人医師数は4万人以上で，科学者の12%以上，NASAの科学者の36%以上，マイクロソフトやIBMなどの世界企業の30%くらいがインド系であるという。医師に関しては，米国でトレーニングした後に，帰国している医師も多く，もともと英連邦であったため，上流階級では英語をほぼ母国語なみに扱うことができるという強みがある。

　一方，難しい面もある。この国の特徴は州によって言語が違ったり，文化・考え方が違うということにある。ヒンズー教徒が多いが，カースト制度でバラモン（僧侶），クシャトリア（武士），バイシャ（商人），シュードラ（隷属民）の4つの階層に分けられていた。さらにその下に不可触民がいる。

　もともと，カースト制，宗教により格差が容認されている部分があるので，格差がひどい。税金を払っている人が2〜3%という。イスラム教の人も多い。お見合い結婚が92%で離婚はたったの2%，子供を産む義務が課せられているに等しい環境である。

　日本からインドへの最初の進出はデリーでのスズキ自動車が有名である。その後他の自動車会社，電機会社が進出するが，韓国も最近進出し，サムソン，LGなどのシェアがきわめて高くなっている。気温がデリーでは5度から42度と激しい気候であるのに比べ，バンガロールは温暖であり過ごしやすい。町の様子はインドのシリコンバレーと喧伝されるが，1部のエリアには高層の事務所が並ぶが，大半はいわゆるインドのイメージ通りで，「リクシャ」が町を我が物顔に走っている（写真25）。

　銀行とマスコミ（IT）の力が強く，インドにおいては給与の何倍かのローンが組める仕組みで消費が進んだ。民間銀行の利子が16%前後であるが，会社を通じてのローンを組んで家や車を買うのである。この国が注目されているのは1人当たりの消費支出の伸びである。2014年から2020年までに28.2%の消費の増加が期待されているのである。日本と対比すれば日本は同時期に7.4%の消費の伸びしか期待されていない。

　バンガロールはインドのシリコンバレーと呼ばれる。ここにテクノロジーパークがあり経済特別区であるためにマイクロソフト，IBM，dell，ヤフーな

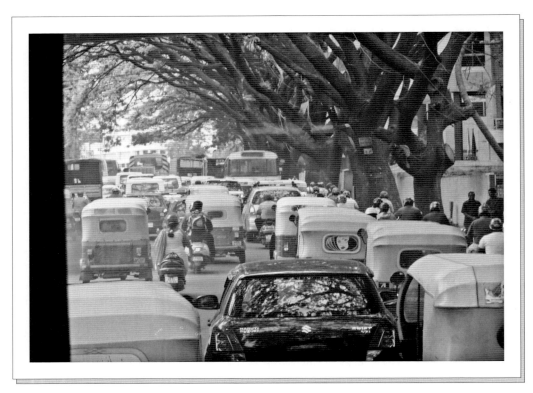

写真 25　バンガロールの街並み

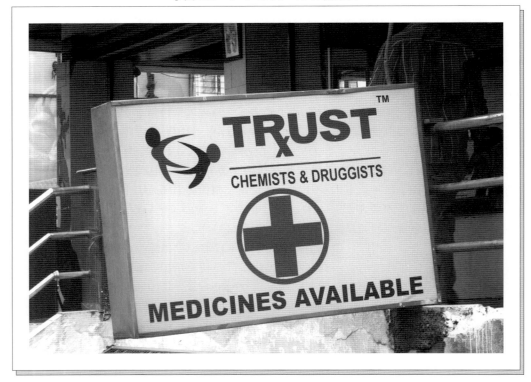

写真 26　薬局の看板

どの有力企業が拠点を置いている。地下鉄の工事が2014年末の完成を目指して進められていることからもわかるように，日本人の考えるシリコンバレーというイメージには程遠い。雑多なごみごみした町であり，洗練された町という感じはあまりない。

バンガロールは空港が4年前に移転し新しくなった。携帯を1人で2台持っている人も多い。しかし，最近ではITよりヘルスケアが注目されているという。

ただ，問題はコミュニケーションである。インドには大きな言語だけでも13種類の言葉があり，南インド（たとえばタミール語）と北インド（ヒンズー語）でも通じない。

また病院や薬局の横に「trust me」と書いてあることがあった（**写真26**）。これなども，いかに医師や薬剤師の信用がないのかを示すと考えていいのかもしれない。特に薬剤に関しては偽薬も多いという。

■ インドの医療状況

2009年のインドの医療費は対GDP比の4.2％だが，医療は最大級の産業部門となっている。人口が多いため，インドの医療部門は400億ドルの規模があり，2020年までに800億ドルに倍増する。逆に1人当たりの医療費は韓国の1/5くらい，中国の2倍くらいになる。インドは公的医療費支出が低く，民間部門が占める割合は約70％と，世界平均よりもかなり高くなっている。

インドの医療施設は国全体の平均でみるとかなり問題が多いが，外国人を対象とした特別な設備だけに限って見ると，まさに先進国並みである。計画委員会のレポートによると，インドには約60万人の医師と100万人の看護師，200万人の歯科医がおり，そのうち5％が先進国での医療経験を持つ。さらに，現在6万人のインド人医師がアメリカやイギリス，カナダ，オーストラリアの医療機関で働いている。インドでは，世界の標準を満たす医科大学から卒業する医師の数は毎年3万人に及んでおり，日本医師会の会員数が16万5千人であることを考えると，インドの医者の数の多さがわかる。そのため，英国を始めとする先進国に多い順番待ちもなく，診察料や看護料も他の途上国より安く設定されており，外国人のための特別室，空港への送迎サービス，食事メニューの選択など，患者が安心して滞在できるためのさまざまなサービスが提供されている。

医療ツーリズムのビジネス・ポテンシャルに気がついたインド政府は，病院や旅行会社と協力して，医療ツーリズムの拡大のため動き始めている。例えば，国内の32の病院を医療ツーリズム用の病院に指定し，プロモーション活動を行うといったものである。また最近インド工業連盟（CII）のヘルス・サミットにおいて，アンビカ・ソニ観光大臣は，政府が医療ツーリズムに総額65億ドルの投資を始めていることを発表した。インド政府は日本からの患者・旅行者誘致も視野に入れており，政府観光局の日本語パンフレットでも，医療ツーリズムが紹介されている。

Indian Medical Value Travel Associationによって示された以下の各種治療別

の価格比較からは，インドの価格優位性がよく見てとれる。冠状動脈バイパス手術は，米国で70,000ドルから133,000ドル，タイやシンガポールで16,000ドルから22,000ドルであるが，インドでは7,000ドルで行える。心臓弁のバイパス手術の場合，米国では75,000ドルから140,000ドル，タイ，シンガポールで22,000ドルから25,000ドルのところ，インドでは9,500ドルで行える。同様に大腿骨の置換手術は，米国で30,000ドルから55,000ドル，タイやシンガポールで9,000ドルから12,700ドルであるが，インドでは7,200ドルで行われる。フェイスリフトのような美容整形は，米国で10,000ドルから16,000ドル，シンガポールで7,500ドル，タイで5,000ドルのところを，インドでは4,800ドルで行われているという。

　また，アメリカで募集されたインドのある医療ツーリズムのパッケージには，次のように記載されている。
・人工関節置換手術（膝関節置換または股関節置換手術）7日宿泊代込みで12,000ドル
・心臓手術（諸費用全て込み）8,000ドル
・美容整形手術：豊胸手術4,500ドル，顔の引締め，皺取り5,000ドル，鼻の整形4,500ドル，腹部の脂肪除去手術4,750ドル，脂肪吸引で6,000ドル（いずれも7日宿泊代込み）。

　手続きとしては，まず出発前に診断書をインドに送付してリスク・アセスメントを受け，次いで治療と手術の方針が送られて来る。その後インドに赴き，インド人医師の診断を受けた上で入院して手術を行い，その後の措置を受けて休養後，帰国することになる。なお，インド政府の計画委員会のレポートによると，英米の患者がインドで受ける手術の多くは，自国の保険会社で適応されない領域のものである。これらの中には，不妊症の欧米の女性の代理出産といった類のものまで含まれる。

■ 民間医療保険の拡大と医療格差

　富裕層が拡大するにつれて，民間の医療保険加入者が徐々に増えてきている。民間の医療保険は主に損害保険会社で販売されており，実損填補の医療保険が主である。損害保険の中で医療保険は自動車に続く主力商品となっており，過去5年で3倍以上に増加した。それに伴って西欧並の医療を受けたいというニーズがインドの富裕層あるいは，周辺国のパキスタン，バングラデッシュ，さらには中近東の富裕層に現れたのだ。

　世界の所得別人口構成を見ると，年間所得20,000ドル以上の富裕層は1億7,500万人にすぎない。それに対し，年間所得3,000ドル以上の中間所得層は14億人もいる。そのうち中国が4億人，インドが2億人，インドネシアが8,000万人で，それらアジアの3ヵ国だけで日本の全人口の5倍に達する。

　年間所得が3,000ドル前後でも，購買力平価で比べた場合，すでに彼らは日本の中流以上の購買力を持ち，教育，家電製品，自動車，家具，海外旅行などに非常に興味がある。中国人が大量に銀座や秋葉原に買い物に来ているのがそれだ。

下図は医療の普及率を比較したものであり，農村部と都市部に大きな格差があることが分かる。

	農村部（1,000人当たり）	都市部（1,000人当たり）
病院のベッド数	0.2	3.0
医師数	0.6	3.4
公的支出	USD 1,600	USD 10,600
自己負担	USD 14,230	USD 21,820
乳児死亡率	74/1,000（正常出産）	44/1,000（正常出産）
5歳未満死亡率	133/1,000（正常出産）	87/1,000（正常出産）
医師等の立ち会いによる出産	33.5%	73.3%
完全予防接種	37%	61%

出所：Jhilam Rudra DE, 2008

図9　医療サービス格差

　一方，インドでは富裕層の拡大に伴って糖尿病などの慢性の生活習慣病が急速に増加している。糖尿病は5,000万人，肥満は3,000万人以上いるといわれている。

　医療環境の整備は全く遅れている。人口が日本の約10倍あるにもかかわらず，日本より病院数が少ない。ただし，都市などの一部の地域には株式会社立の民間病院を含め，さまざまなタイプの医療提供が行われている。インドのベッド数は人口1,000人当たり0.7床（2011, World Bank）であり，医師数は人口10万人当たり70人（2012年 World Bank），医療費の自己負担は85.9%（2013年 World Bank），自己負担も含めた医療費支出は対GDP当たり4%（2013年 World Bank）である。

　このように，都会では質も良く，さまざまな医療が提供されている一方，地方においては，伝統的な医療や医師でない無登録の医療事業者を受診する例も多い。図9に格差を示す。簡単にいえば，「にせ医者」でもいないよりまし，といった世界である。インドでは医療の質とアクセスには大きなばらつきがあるのである。

■ アポロ病院

　インドでも，タイやシンガポール同様に医療ツーリズムを行っている。ITに匹敵する国家戦略として医療政策をとっているといえよう。英国や米国帰りの医師による高度な医療水準，現地の安い人件費，廉価な土地に支えられ

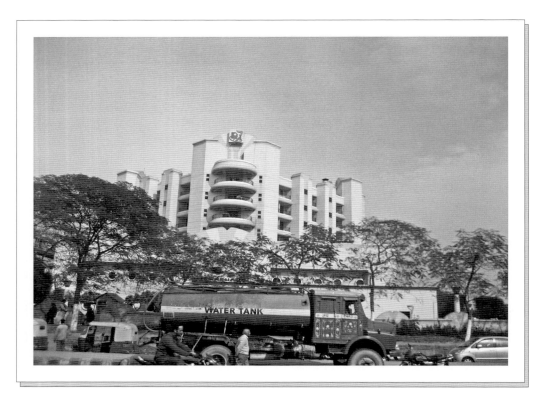

写真 27　アポロ病院とその周辺

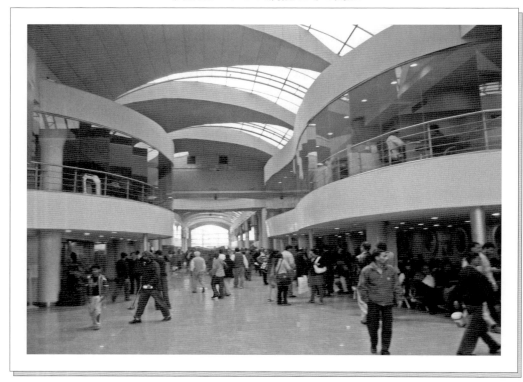

写真 28　アポロ病院

た低い医療費，英語の通じる環境によって，特に英語圏からの人気がある。
タイ同様に豊富な観光資源もあり，リゾートと医療技術を満喫する外国人が
増えている。

　インドにあるムンバイ証券取引所に上場しているアポロホスピタルグルー
プは，心臓のバイパス手術や心臓・肝臓の移植手術などの分野で世界のトッ
プクラスに入る病院である。

　比較的最近の1993年起業だがチェーン展開を急速に進めており，ニュー
デリーやコルカタ，チェンナイ，バンガロールなどインド国内に展開してい
る。現在54ヵ所に9,000床以上を所有し，従業員は60,500人，JCI取得病院
はグループ内で8を数える。インド内外から訪れる患者数は米国や英国を筆
頭に，ヨーロッパや中東，アフリカ，ロシアなどで，年間95,000人という。

　医師で創業者のプラサップ・C・レディー会長は，「誰にでも医療サービス
を受ける権利がある」という。かつての日本での徳州会の徳田虎雄氏を彷彿
させるが，果たして，誰にでも医療を受けさせるということになっているの
であろうか。

　このアポログループの中でも代表的なデリーと今回視察したバンガロール
のアポロ病院を紹介しよう。チェンナイの150床の病院から始まったグルー
プであるが，デリーのアポロ病院（**写真27，28**）は1996年創立，560床
（140のICUベッド，44のHCUベッド），14のオペ室を持つ。日本では急性
期の50床に1つのオペ室というのが最高のイメージであるので，それを上
回っている。55ヵ国から60,000人の外国人患者，5,000以上の腎臓移植，300
以上の骨髄移植および肝臓移植を行っている。ハードも充実しており，3T
MRI，64スライスCT，320スライスCT Scanner，PET CT，CyberKnife，さ
らにはNovalisも所有している。

　医療や経営の質についても，インドで最初にJCIの認証を取り，その他
ISO14000・9001の認証も取っている。また治験に対しても積極的で，50の
国際大規模治験に参加し，数多くの臨床試験を行っている。さらに幹細胞研
究も行っているという。実際に訪問してみると，いくつかの点に気づく。ま
ず人の多さである。この点は，タイなどの医療ツーリズムや現地の富裕層あ
るいは，エクスパットと呼ばれる企業駐在員向けの病院とは全く異なる。こ
れには2つの理由がある。1つは，インドや中東の人は病院に家族で来るこ
とが多いという点だ。実際に案内をしてくれたアポロ病院の担当者も1名の
患者に2〜3名の家族が付き添ってくるといっていた。もう1つは，値段であ
る。インドの医療費は，アポロ病院のように富裕層向けの病院であっても，
タイとシンガポールの病院ほど高額ではない。

　バンガロールのアポロ病院も同様である（**写真29**）。ここは，250床，平
均在院日数3.5日，ベッド占有率80%，OPE室は8室，1.5TのMRI，64列
のCT，PET-CTを各1台所有する。バンガロールの病院は2007年設立で，
同グループのフラッグシップ的存在の1つである。この病院は医療ツーリズ
ムでも有名である。国外からの患者はアフリカ，中東が8〜9%で最多。米国
が3〜4%。ヨーロッパは少ない。循環器系，がん治療，移植医療に力を入れ

ている。救急医療にも力を入れている。13台の救急車を擁する。

　写真30に個室を示すが，付き添いの人が寝ることが可能なベッドが設置されているのがわかる。値段は10,000円強である。全体のうち8〜9％が外国人患者になる。

　インドの株式会社病院はさほど費用が高くないために，タイやシンガポールの株式会社病院を利用するような富裕層でなくても受診が可能であるということを意味し，ターゲットになる患者数が多いことを示す。

　ただし，インドの本当の庶民には恩恵が行き渡らない。公務員にしか国で行っている医療保険がないインドでは，その流れで民間保険への加入者が増えているのだ。なお，この病院の今後の戦略は，タイやシンガポールの株式会社病院にみられるような海外進出ではなく，インド国内での医療の充実であるという。また，国内に患者が多いため，海外の患者に対して積極的にプロモーションしていくかどうかについても，同じくタイやシンガポールの株式会社病院にみられるような強さではなかった。海外の患者は総患者数の10〜15％と多いが，その多くは周辺国であるパキスタンやバングラデッシュあるいは，アフリカ，中東からであるというのだ。このようなことから，外部からのアポロ病院のイメージ，すなわち海外からの患者を積極的に集客している感じとやや異なった印象を受けた。この海外に対しての方針は，アポロホスピタルグループに匹敵する株式会社病院チェーンであるフォルテスヘルスケアも海外展開のペースを少し控えるとのことであった。

■ サクラ病院（写真31）

　内需が大きく期待できそうなインドなので，日本からもそこに進出しない手はないという話もある。日本企業の豊田通商・セコム医療システムと現地財閥キラロスカとの合弁で設立されたSAKRA WORLD HOSPITALを紹介しよう。2013年7月外来オープン，12月入院病棟オープン，2014年2月フルオープンした。

　294床，職員約700名，平均在院日数4.5日，オペ数　約200件/月のセコムの新東京病院をモデルにした急性期病院で，リハビリテーションに注力しており，500 m^{2}のスペースと最新機器を備えているのが目を引く。外来リハビリテーションが中心であるが，今後は回復期リハビリテーションにも力を入れるという。リハビリテーションスタッフはPT 7名，OT 1名，ST 1名。また，マーケティング部隊が充実しており，27名のスタッフを抱えている。医療ツーリズムについては，東アフリカの患者が多いということであった。

　それぞれの強みを融合させるためにお互いのスタッフが細やかな情報交換を重ねて，さらには日本から看護師が数名派遣され指導している。現地の中間層，富裕層だけでなく東アフリカからも患者が訪れる。インドでは循環器医療が進んでいるが，がん治療やリハビリは遅れている。

　問題はインドの階層に基づく分業制度である。掃除をする人と事務をする人が分かれているのは当然としても，同じ掃除をするにも，拭く場所によって人が変わる。

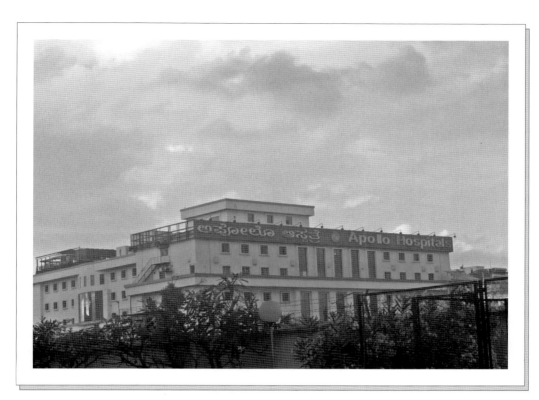

写真 29　バンガロールのアポロ病院

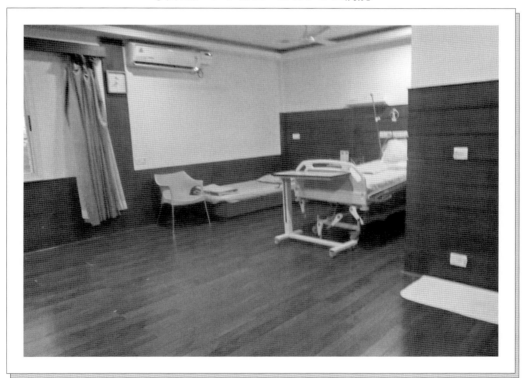

写真 30　個室

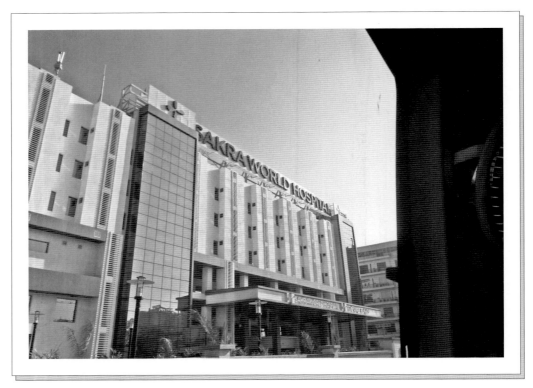

写真 31　サクラ病院

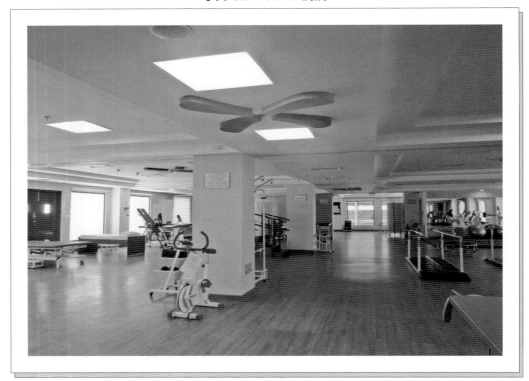

写真 32　リハビリ施設

現在，PT 7名，ST 1名，OT 1名からなる南インド随一のリハビリ施設も作っている（**写真32**）。新聞，SNS，ラジオなどのメディアを活用したMarketingを行いBrandingを行っている。保険制度がないこの国では，開業医からの紹介というより直接患者が病院を訪れることが多いので，Brandingが重要になる。

文化，階層別の仕事，風習の異なる国において，チーム医療，医療安全やクリニカルパス，接遇といった考えを導入し，日本流の病院を作ろうとする努力には敬意を払いたい。

ただしこの取り組みが大きく化けるかどうかは未知数である。患者数は多いが，競合病院もあるし，医療機器は日本製品は皆無といっていい。日本製の機器にインドの医師が慣れ親しんでいないからである。

Fortis hospital

400床（グループ最大），職員約950名（医師190名，看護師450名，リハスタッフはいない），平均在院日数3日，外来500〜700名/日の病院である。患者は90%がインド人，残りはアフリカ人が多い。日本人は駐在員が少々受付けするくらいである。このグループは海外にも展開している（スリランカ，マレーシア，ベトナム，シンガポールなど）が，徐々に縮小の方針。インド国内の需要が急拡大のため，国内に注力するという。

Vikram hospital

225床，医師数100名，外来300名/日，平均在院日数3日，救急車4台の病院である。インド国内の中上流層の患者が多い。医療ツーリズムに力を入れており，国外からの患者はアフリカ，中東，ヨーロッパの順に多い。各地に提携クリニックを持っており，そこからの紹介も多い。医療ツーリズム関係の患者は外来が120名/日，入院が30名/日。Fortisやアポロに比べると庶民的なイメージの病院である。透析ベットが10床あった。ここで日本同様平均的な患者は週に2〜3回，1日4時間の透析を受ける。

ボーリング＝レディ病院

国立病院で大学附属病院も兼ねる。1,066床でオペ室13である。国立病院は医療費がかからないため，中下流層が患者の大半を占める。待ち時間は数時間にも及ぶ。院内に看護学校を抱え，看護師を養成している。

透析機器は10台あり，1日4回の病院で，1回あたり4時間使用されていた。

国際糖尿病連合（IDF）の「糖尿病アトラス　第6版」によると，インドの糖尿病患者数（20−79歳）は世界2位で，65,076,000人である。2035年には1億人を超えると推定されている。糖尿病罹患率は，8.56%であるが（日本は7.56%），高齢化を排除した年齢調整後の罹患率は9.09%（日本は5.12%）とかなり高率である。また，糖尿病に関連する死者数は1,065,000人にも上る。将来的に透析患者数は大幅に増加すると考えられる。今回の視察で驚い

たことは，ダイアライザーのリユースであった。各病院は平均して同じダイアライザーを 10〜15 回利用していた。

ナラヤナ病院

　流れ作業のような業務の効率化でコストをさらに下げているインドの病院としては，バンガロールの Narayana Hrudayalaya Hospital が知られている。ここでは業務の効率化によって，米国と同じ質の心臓手術をその一割で成し遂げており，インドの大衆に対して利益をもたらしているとして，ハーバード・ビジネス・スクールのケースでも取り上げられている。

■ 参考文献

● 福岡藤乃　インドの民間医療保険の動向
　https://www.jstage.jst.go.jp/article/jsis/2011/615/2011_615_185/_pdf
● 近藤正則　インドの医療関連ビジネス　月刊インド経済フォーラム　②
　2-4P　2013

第5章
日本の模倣からの脱却

1 台湾の医療

■ 台湾の状況

　1912 年，中華民国が中国に設立された。1945 年における日本の降伏後，中華民国は台湾の統治を引き継いだ。国共内戦後，中国共産党は中国大陸を完全に支配し，1949 年には中華人民共和国を設立した。中華民国は政府を台湾へと移転し，同国の法域は台湾およびその周囲の諸島に限定された。1971 年，中華民国が当初占有していた国際連合での中国の議席を中華人民共和国が引き継いだ。多くの国が中華人民共和国へと国際的承認を切り替えるにつれ，中華民国への承認は次第に失われてきた。人口は，23,440,278 人（2015 現在）である。

■ 台湾の医療状況

　1995 年から全民健康保険が実施され，これにより国民皆保険が実現した。2009 年の対 GDP 比は 6.1％で，対比の医療費が，2005 年と比しても伸びていない。

　寿命は，2011 年では男性が 75.96 歳，女性が 82.47 歳であり，アジアでは日本，韓国に次ぎ第 3 位である。

　台湾の医療行政機関は，中央と地方である県，市政府の 2 つのレベルに分かれている。中央は，行政院衛生署（DOH）（旧厚生省に相当）であり，地方の医療行政機関は，23 の県，市政府および台北，高雄の 2 直轄市が厚生局を設立している。DOH は全国の医療行政事務を管理，指導と監督すると共に地方の厚生局を管理している。

　台湾の病院は，経営母体によって公立病院，私立病院および財団法人病院に分けられたり，提供される医療サービスによって，総合病院，長期慢性病療養所，精神療養所に分けられたり，教育研究病院の有無（教育研究病院と非教育研究病院），医療レベルによって，アカデミックメディカルセンター，地域病院および診療所に分けられる。感覚としては韓国の分類に似ている。

　病院数は，2005 年に 542 で私的病院が 85％を占めている。公立病院は 79

病院しかないが，台北市立病院のように統合によって10病院を経営しているグループもある。これは台湾北部では最大の病院グループなので，日本のような形態とはまったく異なっている。また，総計のベッド数は12万床であるので，日本に比べるとかなり少ない。なおベッド数では，公立が総ベッド数の30％を占めるようになるので，公立は相対的に大きな病院が多いことになる。

　一方，長庚（チャンガン）記念病院グループのようにグループの総ベッド数が8,000以上の病院もあるので，寡占が進んでいるといえよう。この病院は2004年では，一般ベッドの平均ベッド占有率が71.1％で，平均入院日数が9.6日であった。

　診療所は2006年に17,700ヵ所あり，人口を考えると日本に匹敵する数といえよう。実際に台北市などを歩くと，医院の看板が目に付く。台湾の高齢の医師は，戦中の日本語教育を受けて日本語が堪能だが，その数も徐々に減少しており，現在はアメリカへの留学が主流で，全体的には英語を話す医師が多い。大病院では，日本語対応のある別診療センターを備える台北の台安医院をはじめ，日本語での診療が可能な病院は多くある。また，開業医には日本語で診療を受けられるところが多く，日本人が多く住む地域には日本人のかかりつけ医になっている施設もある。日本語が通じない大病院では，患者を世話をするボランティアが多く，日本語の上手な人もいて通訳が可能な病院もある。

　外来診療の自己負担は，医科，歯科などの部門，医療機関の種類別の定額であり，入院の自己負担は，急性病棟・慢性病棟，入院期間別の定率となっている。

■ 日本に学んだ医療制度

　台湾の医療制度は日本の医療制度の影響を色濃く受けている。まず，国民皆保険がある。これは1995年に導入された。それ以前の医療保険のカバー率は55％くらいであったという。

　雇用保険が1950年にできていたことを考えると，設立が非常に遅く，台湾では医療保険の重要性は最近になっていわれ出したようだ。

　医師は原則病院による雇用で，米国やシンガポールやタイの民間病院のような仕組みを採っていない。医師数は日本より少なく，権限が強い印象であった。

　また，病院，診療所を問わずフリーアクセスである。したがって，病院の外来数も多く，これも日本の医療を彷彿させる点である。

　保険は健保局1つに統一されている。全国を7つのエリアに分けて管轄している。

　保険料は，仕事の形態によって異なる。たとえば，普通の会社の従業員の場合には政府が10％，会社が60％，本人が30％の保険料を支払う。貧しい人は全額政府負担である。

　支払いには自己負担が伴うところまでは，日本と似ているが，紹介のある

なしで自己負担率が異ったり，病院の機能によって自己負担率が異なる。

　病院は３つのカテゴリに分けられる。アカデミックメディカルセンターがその頂点で，その場合には自己負担は紹介状がないと10％，あれば6％になる。地域の中核病院では，同じように，7％と4％，地域病院やクリニックでは，同じように2％と1.5％になっている。これは，韓国に似た仕組みである。ただし，出産や，重病，退役軍人や，３歳以下の子供などには自己負担はない。

　また，入院期間の長さによっても自己負担が変わる仕組みも導入されている。病院への支払いについては，包括予算制度の元で米国のメディケアでの医師への支払い方式に類似した診療行為に対する支払い方式が行われているので，医師の診療行為（検査，画像など）は多くなりがちだ。１部に医療の質を反映した支払い方式も行われているようである。

　一方患者の医療に対するコスト意識は低く，後発品を選ぶ，といった意識もないようであった。患者はICチップがついた診療カードを持ち，病名や画像診断の履歴，手術の履歴などが保存されている。

　介護保険に関しては，10数年前から，作るべきという議論と難しいという議論が交錯している。日本にならった介護保険を作りたい気持ちはあるが，財政がついて行かないというのが本音であろうか。

■ 台湾の病院事情

　私立の「長庚（チャンガン）紀念醫院グループ」の病院，政府直営の退役軍人病院である「栄民総合病院グループ」，国立台湾大学附属醫院など台湾には巨大で設備の整った大病院が多くあり，中小の病院を整理統合していく病院の大型化が進んでいる。そのため一部の市立病院などでは外科医の不足などの事態も起こっている。大病院ではそうしたことはなく豊富な機器と潤沢な医療要員と高度な医療設備を揃え，医療技術も高く，日本や欧米と比較しても同等で，医療の水準はまったく遜色がない。

　中でも，石油化学を中核とする台湾最大級の企業集団の台湾プラスチックグループ傘下の長庚医療財団は長庚記念病院，長庚養生文化村（介護施設），長庚大学（医学/看護系学部），長庚医学科技（医療機器製造）等の組織を有する。なかでも長庚記念病院は約12,000床を持つアジア最大級の病院チェーンとなっている。

　また，電子カルテを含む，情報処理の面では日本の病院よりも進んでおり，インターネットによる診療予約が多くの病院で導入され，画像を端末のモニターに表示するPACSというシステムが普及し，遠隔地医療が幅広く活用されている。

　反面，個人の診療所では，レントゲン装置のあるところは少なく，機器はあまり揃っていない。

　1988年，初めて完全な病院評価が台湾で展開され，教育研究病院の評価を教育部で実施された。この動きは日本より早かった。医療法規定に基づくと病院評価結果の有効期間を３年間とし，満期となった場合，病院は評価を再

度受ける。2005年台湾財団法人病院の評価と医療品質策進会（TJCHA）では，497ヵ所の病院が認証されている。

■ 台湾の病院：Min-Sheng General Hospital（写真33）

　Min-Sheng General Hospital は1975年にDr. Yang Min-Sheng.によって，17床のクリニックとして創設された。

　現在この本院は，医師は94名，看護師は599名，700床の三次救急の病院になった。

　また，この病院グループは4つのコミュニティ病院を持ち，総ベッド数が1,100床，2つのクリニック，3つのナーシングホームで230床，2つのサービス付き高齢者住宅で400人分，2つのデイケアセンターを持つ規模になった。脊椎外科，心臓血管外科のセンターや，減量のために行う胃の手術などでも有名である。

　医療の質については，2006年にJCIの認証を台湾で最初，世界で99番目に認証を受けている台湾を代表する病院チェーンである。

■ 台湾の病院：台北医学大学病院の萬芳醫院

　1976年から行っている800床の病院を基として作られたグループで，この

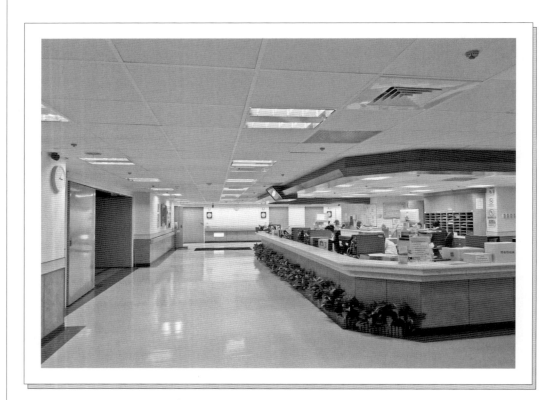

写真33　**Min-Sheng General Hospital**

萬芳醫院は 1993 年に開院された 726 床の病院である。さらに，2008 年には 1,500 床の病院も開院し，台北医学大学を中心に 3 つの大病院を経営しているグループである。

ベッド数の内訳は急性期病床が 488 床，急性期の精神科病床が 38 床，ICU が 46 床，透析が 56 床，ホスピスが 10 床などの専門性の高い病床である。従業員は医師が 231 名，研修医が 154 名，看護師が 745 名，看護補助が 76 名，事務が 452 名である。

外来は，1 日 5,000 名弱（緊急が 182 名），病床占有率は 82.36%，（ICU は 89.13%），平均在院日数は 7.83 日（ICU は 6.24 日），PHR も含め患者向け電子化も職員向けの電子カルテ同様に進んでいる。

品質改善に対しても熱心であり，2006 年に JCI の認証を受けている。また ISO9000，労働安全衛生の基準である OHSAS18000 などの認証も受けている。

■ 台湾の慢性期志向病院：蕭中正醫院

この病院は，日本の医療法人のように，家業継承型の病院である。現在の院長は 2 代目で，先代の創始者は産婦人科で，1976 年に開業したのがこの病院の始まりとなる。以後，Banciao 地区の地域医療に尽してきている。2 代目の院長は米国での医師資格を持つ国際人である。

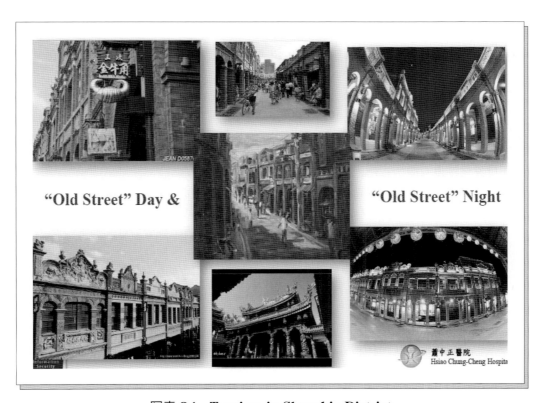

写真 34　Tourism in Shanshia District

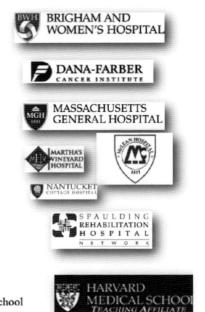

Brigham and Women's Hospital
Cambridge Hospital
Dana-Farber/Partners CancerCare
Emerson Hospital
Faulkner Hospital
Hallmark Health System
Martha's Vineyard Hospital
Massachusetts General Hospital
McLean Hospital
Nantucket Cottage Hospital
Newton-Wellesley Hospital
North Shore Children's Hospital
Salem Hospital
Shaughnessy-Kaplan Rehabilitation Hospital
Spaulding Rehabilitation Hospital

Union Hospital
+ Major Teaching Affiliate of Harvard Medical School

写真 35　パートナー病院

病院の Mission は下記である。
『Patient-centered, provides top-of-notch physical, psychological, and spiritual care for each of our patients and their families』
　2006 年にはリハビリセンターを開始，電子カルテを導入，2007 年には透析センターを開始，その後透析クリニックをいくつか開院している。2008 年には在宅医療も開始した。
　院長は，電子化，遠隔医療に力を入れており，2005 年には ISO27001 の認証を取得している。また，米国に学んだ IDS（Integrated Delivery System）構想を持っており，電子カルテで，開業医，薬局，患者，検査会社，病院の連携を取ろうとしており，台湾政府とも共同研究を行っている。特に呼吸器患者については二次医療あるいは在宅医療から一次医療である ICU まで一貫したケアを目指している。
　さらには，空港からのアクセスも悪くないことから，医療観光の構想も持っており，院長の米国留学経験を生かし，多くの米国の医療機関と提携している（写真 34，35）。

■ 台湾の有料老人ホーム：清福養老院（写真 36）
　もともとの医療制度を日本に学んでいる台湾では，介護保険の導入議論もあり，入居に関しての考え方も日本に類似であるが，現在では介護保険制度

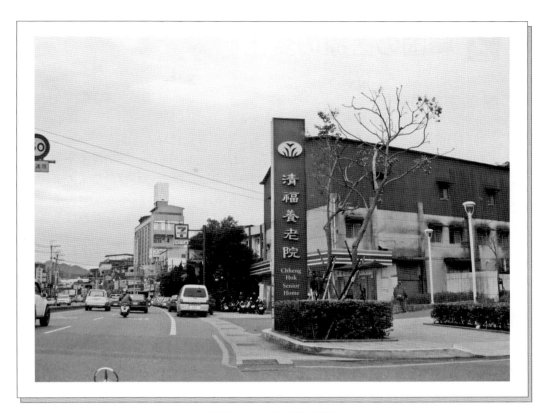

写真 36　清福養老院

は未実施である。したがって，有料老人ホームにも政府の補助を受けている
入所者と，自費の入所者がいる。

　この施設では，3,000 坪の広大なスペースに 234 部屋があり，映画館，リハ
ビリセンター，リクリエーションセンターなどの共用施設がある。費用は，
入居一時金が 20 万円，月額が 10-12 万円ほどになる。

■ 参考文献
●健保連海外医療保障　No.92 2011 年 12 月

2 韓国の医療の変化

■ 韓国での変化

　近年の韓国の医療の特徴とは何であろうか。

　韓国の医療の特徴は「産業的」医療であるという点に尽きる。

　1980年代前半までの社会保障制度あるいは政策というのは，経済成長を優先させ，それで財政が余ったら社会保障にあてるという，いわば救済策のようなものであり，1961年に公務員年金・生活保護，1963年に軍人年金，といった制度が限定的な形で政権の正当性のために実施されるという範囲にとどまっていた。

　韓国の場合，1987年に軍事政権が終わり民主化プロセスが進んだが，医療については1977年に大企業が公的医療保険に強制加入となっていたが，1988年に自営業者，1989年に非都市住民が制度の対象となって国民皆保険が達成された。韓国の公的医療保険制度が本格的に実施されたのは1977年，従業員500人以上の事業所の勤労者とその扶養家族を対象とした，「職場医療保険」からである。さらに，1997年には「国民医療保険法」が成立し，2000年7月にすべての医療保険（227の自営業向け保険，公務員共済，140の被用者保険を統合）が統合，一元化されるに至った。

　しかし，皆保険制度といっても金銭的な制約があり，医療に対するカバー率が高くなく，日本の公的皆保険のカバー率に比べれば2/3から半分くらいではないかともいわれている。日本では禁止されている保険診療と自由診療を混合する混合診療も解禁されている。

■ 押し寄せる高齢化

　総人口に占める65歳以上の人口の割合を高齢化率というが，2006年の韓国の高齢化率は9.5％であった。2018年には14.3％，2026年には20.8％になると予測されており，近い将来「超高齢社会」を迎える。実数では，65歳以上人口は2006年の460万人から2030年には1,160万人にまで増加する。アジア諸国に共通であるが，少子化の速度も速く，2000年に1.47人だった合計特殊出生率は2005年に1.08人まで落ち込んだ。現在，この数値は先進国の中でももっとも低く，2030年には生産可能人口（15～64歳）2.7人で高齢者1人を扶養しなければならなくなる。

　2001年8月15日，老人療養保険制度の導入が提示され，2005年2月，制度の実施内容に関する最終報告書が提出された。報告書の段階では，制度の名称は「老人療養保険制度」で，2005年末に法案が確定した。その後さらに検討が重ねられ，最終的に2007年4月に「老人長期療養保険法」が成立した。老人長期療養保険法によれば，この制度は，日本の介護保険などと同様これまで主に家族によって行われてきた介護問題を，社会連帯の原理によって国家と社会が分担して引き受けることに意義があるとされる。介護保険先

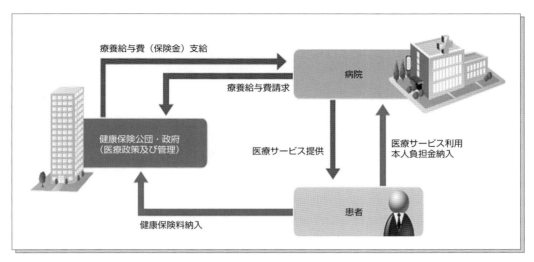

療養給与費（保険金）支給

療養給与費請求

病院

健康保険公団・政府
（医療政策及び管理）

医療サービス提供

医療サービス利用
本人負担金納入

健康保険料納入

患者

図 10　韓国の医療システム

進国である日本に学んだ部分も相当あると思われるが，あえて「介護保険」
ではなく，米国的な老人長期療養保険という名前にしたことに，日本流から
の決別ではないかととらえる人もいるようだ。

■ 日本流から米国流へ

　韓国を見ていくうえで注意すべき点は，韓国の医療制度が日本とアメリカ
の両方から学んだものであるということだ。比較的最近の 1989 年に完全施
行された国民皆保険制度を持っている点，診療時に自己負担がある点，病院
経営に株式会社が認められていない点などである。そもそも，韓国の医療制
度は日本の医療制度に倣った部分が多くある（図 10）。

　しかし，自己負担による経済誘導，IT 化の推進，完全医薬分業，治験の推
進，病院の M&A など，最近では，むしろ米国の影響のほうが強いのではな
いかと思えるシーンも多々ある。さらに韓国では，国家免許制度として専門
医免許制があり，医師免許を取得した後，取得を試みることになる。専門医
免許を取得してない医師の場合，病医院を開業する際に専門の診療科を標榜
できない。

■ 韓国の躍進

　サムスンのように，日本の大手企業を上回る時価総額を持つ例を持ち出す
までもなく，化粧品や食品などといった日常品までも韓国製品の高い競争力
による進撃が続く。医療の分野に対しても，日本に比べて遅れている部分と
進んでいる部分があるが，急速に追いついてきており，ある部分では日本を
抜いてきているのではないかというのが実感である。

　しかし，韓国は現在のギリシャのように，1997 年には国家破綻によって
IMF が介入した国でもある。それから 10 年ちょっとで，なぜここまで復活

しえたのであろうか。

その原因を筆者は，競争や国際性を重視する政策と，財閥の存在に求めたい。医療においてこの2つの視点で眺めてみよう。

■ 韓国の医療の背景

競争力というからには競争に耐えられる，あるいは競争ができることが前提である。その点で日本と韓国にはかなり異なった面があるように思われる。

なお，『韓国の医療制度と医薬品流通（ライフサイエンス出版)』では，最初から「韓国の保健医療産業は。。。。」で始まる。最近でこそ，日本医師会も「医療が非営利の産業である」ことを報告書で表明しているが，韓国でも株式会社の病院経営が禁じられていたり，国民皆保険制度を持っている点からは非営利原則は同じようにあるが，産業であるという意識が徹底していると思われる。これは，後述するが現代やサムスンなどの財閥が寄附や財団法人の設立という形で恵まれない人のために病院を作る，という行為などが広く認められているためもあると思われる。日本でいえば，トヨタ，日産や東芝，日立といった企業が世の中のためということで（株式会社立ではない）病院をどんどん展開していくという動きである。

このような環境であれば，医療を産業と呼ぶのに抵抗がないのかもしれない。

2030年の高齢化率は，韓国が23.2％，中国は15.9％程度になると予測されている。

韓国の国民性

さらに，韓国では競争が盛んである。教育も含め過熱気味であるという報道も多い。男性においては2年間の徴兵制が義務であったりもする。

そのためか，ウリドル病院は中東やインドネシアに進出している。こういった病院にでも命令一下，医師が赴任する。現代財閥のアサン病院では医師の10％にMBAのエグゼクティブ版（短期集中コース）を受けさせるということで，MBAが重視されている。一方では自殺者が2009年度は15,413人いる。人口が約5,000万人ということを考えれば比率は日本より高い。実際2010年のOECDの統計ではワーストワンになっている。

韓国の保険制度

韓国では1977年に医療保険制度が作られ，1989年に日本のような皆保険制度になった。韓国の医療制度は日本とアメリカの両方から学んだものである。少なくとも根底には，日本に類似の医療制度を持つ国といえよう。たとえば比較的最近の1989年に完全施行された国民皆保険制度を持っている点，診療時に自己負担がある点，病院経営に株式会社が認められていない点などである。これらの点からそもそも，韓国の医療制度は日本の医療制度に倣った部分が多くあるといえる。しかし，違いもあるし大きくなってきている。

これは，1990年代末の経済危機を乗り越えてからさらに大きくなってい

る。実際，韓国の病院経営者や医療経営関連の教授と話をしても，目標が日本であるという人は少ない。韓国への介護保険の導入が 2008 年であり，日本に倣った要素が大きいにもかかわらず，正式名称は老人長期療養保険法であり，現金給付をつけたり，等級をドイツ的にしたり，ケアマネージャー制度を置かなかった面でも表れる。

　また，保険制度も 2000 年に一本化している。すなわち，「国民健康保険制度」に一元化された。それが職場加入者と地域加入者の 2 つに分類され，職場加入者はさらに，常用雇用者が 1 名以上の事業所に雇用される勤労者事業所加入者，公務員及び学校の教職員に分かれる。そして地域加入者は職場加入者を除く者となる。2011 年時点での保険料率は 5.64％であり，これを労使が折半する。世帯主の年齢別に平均保険料を見ると，高齢者と若年者と比較してもそれほど大きな差は見られない。

IT の導入

　IT 化が進んでいるといわれる韓国だが，電子カルテも充実している。しかし，連携システムや個人での情報管理を行う PHR はあまり進展していない。韓国の医療と IT ということで特記すべきは，レセプトのオンライン化であろう。

　これは単に IT 化したのではない。韓国は，日本の点数表をそのまま取り入れたが，レセプトの電子化計画に際し点数表のコード整備を徹底的に行って電子レセプトを成功させた。

　韓国では 1994 年 6 月に診療報酬請求・審査 EDI（Electronic Data Interchange：電子データ変換システム）の開発に着手し，1996 年 10 月から開始した。2000 年 7 月には，韓国政府厚生省が全国で強制的に医薬分業の実施に踏み切った。2001 年には病院情報 ASP サービスが開発され，さらに，Web 上のサイトに接続してより簡便な請求を可能とする「Web-EDIP サービス」が開発された。1996 年の EDI 制度の導入から約 8 年後の 2004 年の時点で 93.5％，2006 年には 96％の医療機関がオンライン化を達成するとともに，世界でも最大規模の医療データウエアハウスを構築し，5 年分の個人データ，38 億件のレセプトデータを蓄積することに成功した。現在すべての診療報酬が電子請求・審査されるようになっている。

　韓国の EDI システムは給付費用の請求内訳をオンラインで送受信して，コンピューターで診療行為・薬剤などを自動点検し，画像上で審査するよう開発した総合システムである。EDI システムは基本的に韓国テレコムの専用回線を利用する。この専用回線は健康保険審査評価院（HIRA：日本の審査支払機関に相当）と結ばれている。

　EDI システム関連事項が法的に定められており，審査期間については，書面・ディスクによる診療費請求の場合は受付日より 40 日以内，オンライン請求の場合は受付日より 15 日以内に処理するとされている。また，オンライン請求開始後，医療機関への 2 年間の無審査，オンライン請求の際，添付書類は省略してよい等の優遇措置がなされた。

　成功のポイントはパソコンの普及率が日本より高い点，システムの互換性が高い点がまずが挙げられる。若い年齢層はもちろん，高齢者にも広くパソコンが普及し，コンピューターへの拒否感が少なかった。新しいものに対して柔軟な国民性といえ，英語に対しても同じように柔軟に対応しようとしている。

　また，EDI に必要なコンピューターソフトの価格が日本に比し，非常に安いことも要因の１つである。電子カルテの値段が約 12 万円，EDI 専用のプログラムが約 6 万円，月のメンテナンス料が約 2,000 円である。また韓国では個人情報保護法が未整備で，セキュリティに対しては敏感だが情報の内容にはさほど細かい意識がない。

　さらに，保険が一元化されているとともに保険点数体系が非常にシンプルにできており，これが韓国のオンライン請求を容易にした大きな要因となっている。

　なお，EDI による医療費抑制効果が約 21％と推計されている。

　もちろん，EDI によるレセプトデータやその他の内部データが知らぬ間に，政府による統制強化により悪用される危険性があることはいうまでもない。

病院の集約化

　韓国には地域医療計画が日本のような形では存在しない。日本の地域医療計画とは，昭和 60 年に医療法改正により制度化された地域の医療ニーズに応じた医療提供施設の体系的整備＋医療費抑制を目的にする計画をいう。医療計画には，医療圏（医療計画の単位となる区域）の設定および基準病床数（地域ごとの医療提供上必要とされる病床数）の算定のほか，地域医療支援病院の整備の目標等に関する事項，医療関係施設相互の機能の分担および業務の連係等に関する事項等について定めることとされている。簡単にいえば，これからは病院を自由に作ったり，増床することが難しいわけであるが，韓国ではこういったルールがない。したがって，資本力がある病院はどんどん増床し，そうでないところは倒産したり，閉院したり，あるいは専門分化していくか医療ツーリズムといった方向に活路を見出すしかない。

　実際に，アサン病院が 3,000 床，サムスン病院が 2,000 床，延世大学病院本院が 2,000 床であるのを代表に，1,000 床クラスの病院が多く存在している。

医療法の改正と医療ツーリズム

　日本とは異なり韓国の医療法は頻繁に改正される。必要に応じて年に 2 回改正されることもあるという。

　外国人の患者を対象に，営利目的で病院や開業医を紹介したり，あっせんする行為は，医療法で禁止されていた。

　韓国国際医療サービス協議会によると，2008 年に韓国を訪れた外国人の「医療ツーリスト」は約 3 万 7,000 人に達し，2007 年（1 万 5,000 人）に比べ 2 倍以上も増えた。それを受け，2009 年に外国人患者受け入れのために医療

法が改正された。ただ，国内の患者も守るために，入院患者の5％以上に外国人患者がなってはならないというルールも同時に制定されたのである。

　韓国では，医療ツーリズムが国民の医療費追加負担なしで医療機関の収益を増大させ，雇用創出や国民経済に寄与することを期待している。最近ではさらに医療の海外輸出も試みている。韓国は医師数と医療施設が豊富で，在院日数を短縮したために病床稼働率が低くなり，国内病院では外国人患者を250万人の誘致が可能と算定されていた。そこで医療ツーリズム患者で埋めようと考えた面もある。しかし，日本同様に，韓国医師会をはじめ国内の医療アクセスが制限されるといった反対意見もあったが，自由主義的色彩が強い政権が押し切った。

包括払いへの反対

　最後に，韓国の医師会の話をしておきたい。日本でも医師会は保守的とされるが，医療ツーリズムや医療の産業化にはさほど強く反対しなかった韓国の医師会も収入に直接関係する話になると激しい。

　韓国医師会は政府の診療報酬制度の改定に反発し，2012年7月から，白内障や帝王切開，盲腸など7つの手術を拒否する方針を表明した。

　これは簡単にいえば，日本でも導入されている，医療行為に対する包括払い化の流れへの反対である。韓国で手術をした場合，これまでは，入院中に

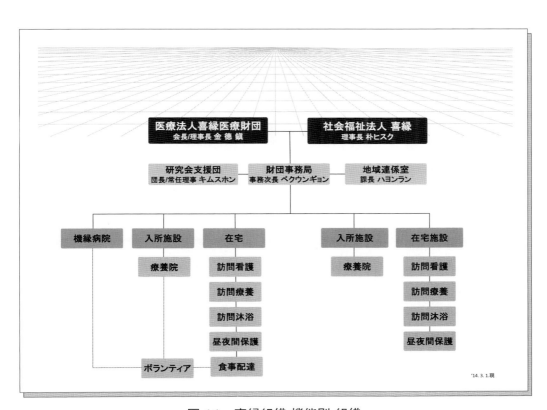

図11　喜縁組織 機能別 組織

105

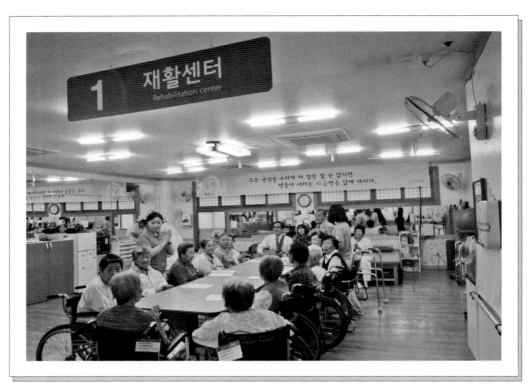

写真 37　喜縁病院

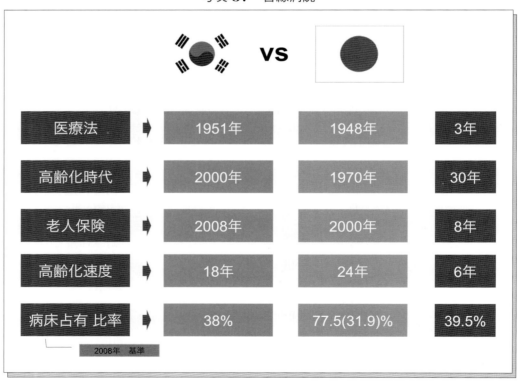

図 12　韓国と日本の比較（喜縁病院 PPT）

受けた検査や薬の投与の回数などによって患者が支払う費用が異なっていたが，同じ手術を受けた患者が支払う費用が一定になる包括払いになることへの反対である。

喜縁病院

　喜縁病院はプサンにある，433床の慢性期病院である。ビルに入っているのだが，同じビルにゲームセンター，語学教室などがある。病院の組織は図**11**のようになっていて，社会福祉法人が所有する施設と一体型の経営を行っている。規制が緩いので同じビルの中に，施設（日本の特養）と病院が存在し，病院も写真**37**に示すように，真ん中に看護ステーションがありその周辺を病室がとり囲むという独特のスタイルであった。

　従業員のやる気を引き出すための努力もされており，リハビリテーション施設も非常に充実していたのが印象的であった。最新鋭の介護機器も導入されており，たとえば，車椅子に座ると，褥瘡の発生しやすい場所が赤色になる。褥瘡ができにくい特製シートを挟むと，赤から緑に変化した。この椅子は日本のSRソフトビジョン社の製品である。ただ，部屋は多床室が多く，病室の雰囲気がレトロでそれ以外の雰囲気が近代的といった差を感じた。

■ 韓国と日本の比較

　図**12**は，理事長であるKIM医師が日本と韓国の比較として紹介してくれたものである。高齢化のスピードには30年の差があり，図にはでていないが国民皆保険は，日本が1961年導入で，韓国が1989年であるから28年の差がある。それに比べれば介護保険の導入差は8年で，差が少ないといえる。しかしKIM医師が懸念しているのは慢性期病床の比率である。日本が77.5％であるのに対し韓国では38％しかないのである。

　日本でも議論されているように高齢化に伴って，医療のパラダイムが変化する。つまり，「キュア」から「ケア」へ，あるいは「治す医療」から「支える医療へ」といったキーワードで示されるように，短期入院で病気の治療を目的とするキュアから，患者の生活により密着し，患者の生活を支えるケアへの転換である。

　韓国では，大規模病院の充実により中小病院の倒産，開業医がより収入がいい美容整形外科等への増大といった状況が起きている。そういった点は現在の，キュア中心の医療に最適ではあるが，今後予想されるケアを加味した医療には不適かもしれない。今後の韓国の状況を注意深く見守っていきたい。

■ 韓国医療の今後

　このように，医療の産業化という点では全く問題がなさそうに邁進し歩みを進めている韓国であるが，気になる点がある。それは，繰り返しになるが，急速な高齢化である。

　韓国統計庁が発刊した「将来人口推計」によると，韓国の総人口は2010年の4,941万人から2030年に5,216万人となるものの，2031年より減少し始

め，2060年は4,396万人になるものと推計されている（ただし，出生・死亡中位推計による。以下同様）。65歳以上の高齢者人口は2010年韓国人口住宅総調査によると545万人に上りのぼり，総人口の11％を占めている。

　なお，韓国統計庁の経済活動人口調査によると，韓国は2000年に65歳以上人口の比率が7.2％に達した。今後，2018年にはこの比率が14.3％になり，さらに，2026年にはそれが20.8％になるものと予想されている。

　今後の日本と同じような人口高齢化の難問を抱えていると考えてよいであろう。

　実は，医療費も急速に伸びている。2000年が4.33％であった対GDP比医療費　7.54％（世界銀行データ　2012）なので急速な伸びを示す。今後の韓国の状況を注意深く見守っていきたい。

■ 参考文献

● 孫一善　韓国の医療制度と医薬品流通　ライフサイエンス出版　2011年
● 高安雄一 高齢者を特別扱いしない医療保険　韓国の社会保障制度を分析する──その2「医療保険制度」　2011年7月25日
● 名古屋医報　レセプト・オンライン請求－韓国と日本の比較－　平成21年4月1日

第6章

アラブの国々の医療：
ドバイとオマーン

■ アラブの国々

　アラブにおける医療の情報は極めて少ない。アラブの医療などの状況は，やはり彼らの持っている背景が通常の西洋的価値観からはかなり違っていることから始めなければならないであろう。今回は，視察を行ったオマーンとドバイの状況から眺めてみたい。

　ドバイは 1960 年代に，石油が発見されたことにより急速に成長を遂げた。**写真 38～40** にこの成長の様子を示すが，現在の金融センターとしての華々しさと当時の極めて貧しい状況のギャップが見て取れる。日本も敗戦後著し

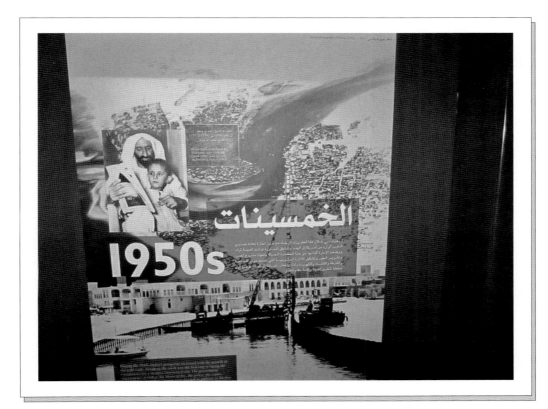

写真 38　村であった 1950 年代のドバイ

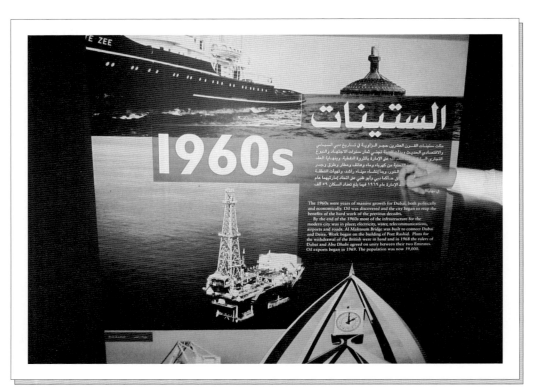

写真 39　発展を遂げ始めた 1960 年代のドバイ

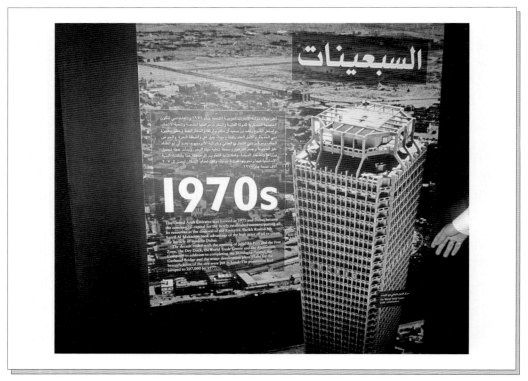

写真 40　現代につながる 1970 年代のドバイ

く経済成長を遂げたが，それとほぼ同じように経済成長を遂げ，また日本が
失われた20年を経験している間に日本以上の豊かさを得ていった国と考え
たほうがわかりやすいであろう。なおドバイはUAE（アラブ首長国連邦）の
国の1つであり，UAEの首都はアブダビ（同名の国が首長国の1つである）。

　アラブはいうまでもなくイスラムの国である。キリスト教をベースに置く
西洋文明国，あるいは西洋文明に大きな影響を受けているアジアなどの国と
異なり，イスラム教では必ずしも勤労を重視しない。したがって，外国人労
働者を多用する環境にある。歴史をたどれば，アラブ諸国は交易を中心に栄
えてきた。製造業といったものにあまり価値を見出さないに国々であると言
い換えてもよい。このような国において医療という特殊なあるいはプロ
フェッショナルなサービス業がどのような形で発展してきているのかが非常
に興味深い。そこで，医療というサービス業に対してアラブ諸国がどのよう
に価値観を見い出しているのかが興味深いポイントになる。

　一方では，外国人への依存度が過度になった結果，Omanization（オマーン）
やEmiratization（UAE）といった，いわゆる自国民化の必要性も強調してい
る。

　医療に目を向ければ，生活習慣病の増加が著しい。IDFのDiabetes Atlasに
よればサウジアラビアの成人人口1,800万人のうちの20.22%（日本は
7.56%），WHOによれば肥満率はクエートは40%超，サウジアラビアやUAE
でも33%（米国33%，日本5%）である。

■ ドバイ

　1830年代にアブダビから移住したバニー＝ヤース部族のアブダビの首長
ナヒヤーン家と，マクトゥーム家がドバイ首長国を建国した。その後1853年
に他の首長国と同時にイギリスの保護国となった。漁業や真珠の輸出を産業
の主とする小さな漁村だったが，統治を担ったイギリスはこの地を，インド
の東インド会社に到るための中継地とした。さらに，20世紀になると，歴代
の首長の推進をもとに自由貿易の政策を採ったことで，周辺地域の商人達の
拠点となっていく流れのなかで，中継貿易港としての色合いを濃くしていっ
た。この中継という考え方が，中東において医療のような高度なサービス業
であっても海外からの人材に依存する体質を生み出しているのではないかと
考えている。

　一方で，もう1つの経済の柱であった真珠採取は20世紀初頭に日本で御木
本幸吉が養殖真珠の開発に成功したことから産業として成立しなくなり，ド
バイの経済に打撃を与えた。

　現在のドバイは，アラブ首長国連邦を構成する首長国の1つで，また，ド
バイ首長国の首都としてアラビア半島のペルシア湾の沿岸に位置する都市で
ある。2013年の人口は210万6,177人（UAE全体で826万人：2010年）で
ある。気候はきびしい。夏季には，気温が50度近くに達することもあり，雨
がまったく降らないにもかかわらずしばしば100%の湿度を観測するなど，
非常に高温多湿きわめて不快な夏となる。

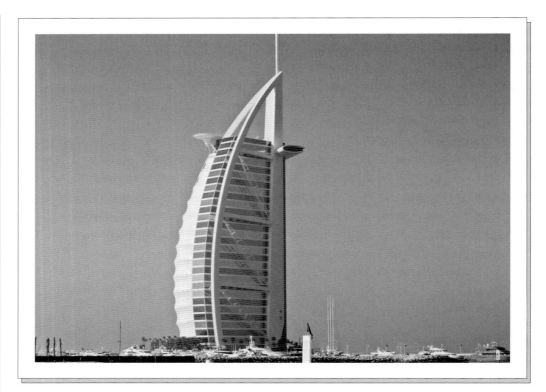

写真41　パージュアラブ

　政治形態ではドバイは他のアラブ首長国連邦の構成国同様に世襲制の絶対君主制を採っている。現首長はムハンマド・ビン・ラーシド・アール・マクトゥームである。なおドバイにおいて議会選挙は行われておらず，結党の自由も認められていない。つまり，首長は世襲である。

　UAE の原油生産は8割がアブダビ首長国に集中しており，ドバイでは元来の石油埋蔵量の少なさにより石油依存型経済からの脱却を志向せざるを得なかった。ドバイでは，特に 1980 年代の半ば頃から経済政策として『産業の多角化』を積極的に進め，国をあげて中東における金融と流通，および観光の一大拠点となるべくハード，ソフト双方のインフラストラクチャーの充実に力を入れた。中東屈指の世界都市並びに金融センターであり，21 世紀に入ってから多くの超高層ビルや巨大モール，ビッグプロジェクトが建設されるなど，世界的な観光都市となっている。写真 41 は「7 つ星」ホテルといわれているパージュアラブである。

　このため「中東のシンガポール」と呼ばれることもある。2013 年 9 月，アメリカのダウ・ジョーンズらの調査によると，ドバイは世界第 17 位の金融センターと評価されており，中東では第 1 位である。ドバイの 2013 年の GDPは約 887 億米ドルであるが，1 人当たりの GDP は 43,876 米ドル（日本は 38,491米ドル）と日本を凌駕している。さらに成長率も 4.6％となっている。

　2013 年初頭において，住民の 83％が外国人である。特に『世界で最も美し

いインド人の町』といわれるほどにインド人が多く，全人口のうち約 75% を，インド人を主とする南アジアからの出稼ぎ労働者が占めている。『もはやアラブの都市にあらず』といわれることもある。

　いずれにせよ，アジア調査の感覚では，「ローカル」といえば通常の自国民であるが，アラブでは，めったに会えない大金持ち，ということになる。

ドバイの医療

　公的病院では国民は無料である。外国人従業員に対しては本人とその家族に民間の健康保険の加入を義務づけている。なお，アブダビでは国民健康保険制度が創設された。

　石油資源がほかの湾岸諸国ほど豊富ではないので，観光も含め外資の誘致に熱心であり，ヘルスケアについては DHCC（Dubai Healthcare City）というフリーゾーンを作っている。ここでは外国人の雇用制限もなく，100%外国資本で病院が建設できる。実際，日本資本のさくらクリニックが稼働している。DHCC はかなり広いゾーンなので，無数の医療機関が進出して凌ぎを削っており，特に美容整形外科が目立った。

　また，韓国のサムソンメディカルセンターはアラブ首長国連邦（UAE）の代表企業であるインデックス・ホールディングス（INDEX Holding）社と共

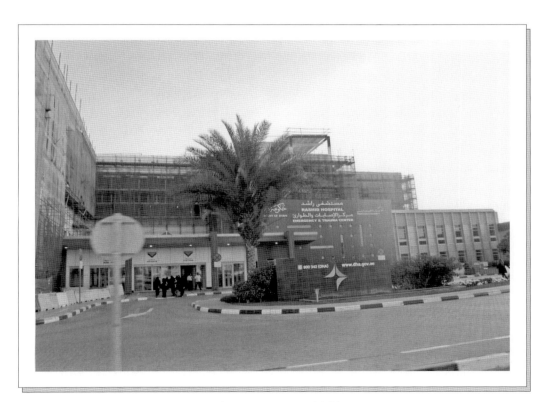

写真 42　ラシード病院

同で 2010 年 4 月 7 日，DHCC 内に「SMC INDEX メディカルセンター」を
オープンした。さらにメイヨークリニック，ハーバード大学医学部といった
ところも進出している。

　国際化と外国人依存は裏腹であるが，UAE には 2015 年で 106 の JCI 認証
病院がある。世界全体の JCI 認証病院は，709 であることを考慮すれば，中
東の存在感は大きい。UAE に関していえば，106 の病院のうち，そのほとん
どが経済力のあるドバイ首長国および首都のあるアブダビ首長国に集中して
いるが，最近ではラス・アル・ハイマ首長国でラス・アル・ハイマ病院（RAK）
が JCI を取得したように，他の首長国にも広がりつつある。なお，RAK はア
ラブヘルスケア展において，会場の外壁を使った広告やエスカレーターなど
目に付きやすいところに大規模な広告を展開していた。

　中東においてドバイで特に医療産業が発達した背景としては，ドバイ首長
国政府の政策によるところも大きいが，歴史的には，ベイルートと並んで美
容整形で一定の医療水準があった。ただ，ベイルートは政情不安などの影響
を受けて，設備が老朽化したままとなり，ドバイの競合相手とはならなく
なった。また，その他湾岸諸国をみると，サウジアラビアが大国であるが，
外国人がビザを取得することが極めて難しく，外国人も集客できるような産
業規模にはなりえない。医療従事者は，給与や生活水準など総合的な観点か

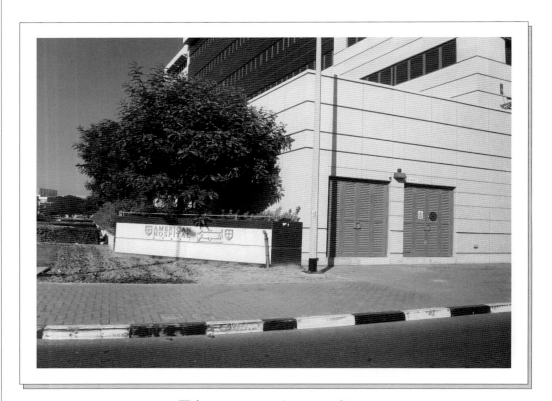

写真 **43**　アメリカンホスピタル

らドバイを選び，多数集まってくる。

　2014年3月にドバイ市評議会は医療産業を重点産業として推進することを承認した。2020年までに4の公立病院と18の私立病院を増設し，レーシックや不妊治療などを強化して年間50万人の医療観光客を誘致するという目標を掲げている。また，すべての病院にJCIの認証を受けさせる方針という。

　公立病院であるラシード病院の様子を**写真42**に示す。外国人に対しても，救急医療の場合には薬代以外は無料である。

■ アメリカンホスピタル（写真43）

　外国人用の病院の代表が，まさにこの株式会社立のアメリカンホスピタルである。オーナーは現地の財閥である。250床，4つのオペ室，CT1台，MRI2台，ICU9床，85名の医師と，そこそこの規模であるが，外国人の医師や看護師によって成り立っている。CEOは医師ではない。患者における外国人の比率は85％，もちろん，最先端の米国医療を受けたいということで，現地人も受診することはあるが，この場合には無料ではない。民間保険あるいは自費の対応になりサービス内容には差が設けられている。病院の名前はアメリカンスタンダードの病院ということで，JCIは取得しているが，数多くのJCI認証病院が存在するドバイにおいては，JCIの取得はある意味，標準であるという。

　なお，このような現地人のニーズに対しては同じUAEの国であってもアブダビでは，医療ツーリズムつまり，国外の病院を紹介することで対応しているという。

　なお，看護師は英国，アイルランド，レバノン，インド，スリランカ，フィリピンと多様であり，そして国籍や受けてきた教育によって仕事内容が同じであっても給与が異なる。

■ SAKURAクリニック

　別の医療法人からの売却を受けて，現在は日本の歯科の大手医療法人が経営している，ドバイで唯一の日本人経営のクリニックになる。DHCCの中での開業になるが，患者としては誰を診察してもよいことになる。しかし実際には，患者は9割が日本人であり，風邪など比較的症状の軽い病気や，健康診断での利用が大半を占めるという。ただし，在留邦人は2013年10月の調査では2,603人と少ない（2009年の3,180人から減少）。同じように日本人観顧客も2007年に97,740人であったが2013年には73,292人と減少している。

　常勤の医師2名を配置しているが，日本人医師は最近退職してしまったという。その後のリクルーティングは継続中なるも，外国人医師が対応している。免許に関してはどの国のどの大学のライセンスなのかが入り口にあり，そこをクリアーすれば英語のテストと面接試験になる。しかし英語のハードルがかなり高いという。

　なお，ここではCS（Customer Satisfaction：患者満足度）の調査が義務付けられている。DHCCには非常に多くのクリニックや病院が開業しており，

DHCC 入居のほかのクリニックは美容整形やダイエット手術など差別化できる診療科を標榜しているところが多かった。

■ オマーン

　オマーンは，人口 363 万人の絶対君主制国家で，首都はマスカットである。アラビア半島の東端に位置し，アラビア海（インド洋）とオマーン湾に面する。現国王スルタン・カブースの祖父に当たる先々代国王スルタン・タイムールが退位後日本人と結婚しており，2 人の間の子がブサイナ王女である。こういったことから親日的で知られるが，直行便がないこともあり知名度は低い。

　先代サイード国王のもとで鎖国的政策が行われ，経済は停滞していたが，1970 年に就任したカブース国王は開国を進め，国内経済は大きく成長を遂げた。原油関連設備の近代化による収入の安定はオマーンの成長に大きく寄与している。1 人当たりの GDP（為替レート）では 18,657 ドルであり，これは台湾，チェコなどと同水準である。

　2010 年の調査によると，全人口に占めるオマーン国籍の割合は 70.6％，外国人労働者は 816,000 人を数え，29.4％を占める。宗教はおよそ 3/4 がイスラム教のイバード派，1/4 がスンナ派に属している。イバード派はイスラム教の中でも，主流であるスンニ派，シーア派でないこともこの国の存在感を低くしているかもしれない。

オマーンの医療

　公的病院では国民は無料である。しかし，UAE 諸国ほど豊かではないオマーンは医療費が国家財政にとって大きな負担になっている。

　オマーンの病院が，近年まで公立のみという状況であった。最近になって私立病院が設置された。公的病院においては，国民に対して無料の医療サービスが提供されているが，外国人は基本的に私立病院に通うこととなる。オマーン経済は外国人抜きに語ることはできないものの，社会的な基本サービスについては国民と外国人の間には厳然たる線引きがなされている。

　医療産業の振興は，オマーンの経済構造の転換の 1 つの施策である。オマーンの国家財政は原油・ガス収入に 9 割近く依存しているが，将来的には北米を中心としたシェールガス開発や超長期では資源枯渇のリスクも孕んでいる。そのため，石油ガス産業以外の主要産業を振興するというスルタン・カブースの考えが反映されているのである。しかし，医療分野は遅れているといわざるをえず，民間病院も 5 つしかなく，海外から患者を呼べるほどの病院にはなっていない。逆に，海外で受ける医療にもある程度の費用負担をしているので，富裕層は伝統的に主にドイツと英国で医療サービスを受けているなど，国の要人も含め患者の国外流出が起きており，問題になっている。まさに，タイをはじめアジアは観光のメッカであり，タイの病院が事務所を置いたりして患者獲得に努めている。

　また，私立病院に対するニーズはオマーンの発展に伴い，オマーン国民の

間でも徐々に高まりつつある。公立病院は混雑して待ち時間が長時間化し，内容によっては数ヵ月間の待機期間を強いられるケースも生じているという。そのため，医療費を支払う余裕のある所得層には私立病院のニーズが高まっており，公立病院は低中所得層から中所得層の国民が主な利用者となりつつある。

　オマーン政府は公立病院の混雑緩和のために国民に対して，東南アジアやインドなど外国で医療サービスを受けることを促しており，補助金を提供している。他方，世界的な潮流の通り，オマーンでも医療費は肥大化傾向にあるため，自国民に対して海外での医療サービスのために補助金を提供し続けていくと財政を逼迫しかねない。そのため，オマーン政府は最近，政府財政の負担増を回避するため，私立病院が増加する動きを歓迎している。

　オマーンにおける医療サービスを提供する側，すなわち医療従事者については大きな割合を外国人に依存している。オマーン全体としては，約8割をインド人に依存しており，看護師はフィリピン人に3〜4割を依存している状況である。看護師の給与は高額で，ヘッドナースは月に2,000リアル（約61万円）の給与であるという。看護師は通常2年間の契約だが（延ばすこともでき），その間家や医療保険などを与えられる。

　ドバイに比べると，外国人からの人気が低いので医療人材の育成が急務である。現在はスルタン・カブース大学の医学部と，私立のメディカル・カレッジ2校のみで，医療人材の供給源は限られている状況である。国立病院はまだしも，私立病院においては医師の絶対数が不足しているという問題点を揃って指摘していた。そこで外国人医師のニーズが存在しており，一方でインド人医師にとっては自国よりもオマーンの給与水準が2〜3倍も高いという点も惹き付ける要因となっている。他にも税金が安いことや，生活水準が高いこと，1人が受け持つ患者数の違い（インドが1,000人に対してオマーンは30〜40人程度）も挙げられた。

　一般医と専門医はライセンスが異なる。また，昼間は国立病院で勤務し，夜間はパートタイムとして私立病院で勤務するという医師もいる。病院や医療従事者等の横断的な組織については，オマーン政府が結社の自由を認めていないため，存在していない。また，政府との関係では特段の問題や緊張関係は生じていない。なお，オマーン人医師はフルタイムで私立病院に勤務することは認められておらず，国立病院で働いている。ただ，パートタイムで私立病院に勤務することは認められている。

オマーンにおける産業としての医療

　オマーンはドバイなど周辺の湾岸諸国ほどではないが，医療を成長産業の1つとして対応を始めている。保健省が主導して，首都マスカットと南部の発展著しい都市サラーラにメディカル・シティを建設している。重点分野はリハビリテーションと移植医療であり，主に自国民向けに加えて，北アフリカ・中東地域において最大の移植医療センターを目指すとしている。なお，この国では医師会のような同業者団体を作ることは禁じられている。

　また介護については，確立したシステムはまだ成立していない。オマーン人は家族で面倒をみるという考え方が強く，介護施設は普及しにくい。ただし，若い世代は核家族化しつつあり，介護施設を受け入れていく素地はある（UAE ではインド人が経営している介護施設があるという）。

スターケア・ホスピタル

　スターケア・ホスピタルは 50 床，ICU が 7 床，手術患者の平均在院日数が 2-3 日，CT は 16 列が 1 台，MRI はないという病院である。共同創立者は 2 名とも外国人であり英国に本部を置く病院である。JCI 認証の取得をしており，インド人をはじめとして，米国，アイルランド，ドイツなど 22 ヵ国出身のスタッフを雇用している。インド人に次いで存在感があるのがフィリピン人であり，医師のうち約 50％以上はインド人，看護師の 30-40％はフィリピン人である。

　患者についてはスターケアの場合，85％がアッパーミドル層のオマーン人，15％がオマーンで働いている専門職外国人である。ターゲットはまさにそのあたりという。オマーン人は公立病院であれば無料で医療サービスを受けられるにもかかわらず，多くの患者が同病院を訪れており，私立病院が提供する迅速で質の高い医療サービスに対するニーズの強さが窺われる。品質管理は JCI 基準とオマーンの法律や諸制度による。脊椎など整形外科領域に強く，この分野では 3 次医療まで対応が可能という。

　私立病院もオマーンの法律で救急窓口の設置が義務付けられているので，この病院でも一～二次救急を行っている。

マスカット・プライベート・ホスピタル（写真 44）

　マスカット・プライベート・ホスピタルは，サウジアラビアの財閥がオーナーであるオマーンで最初に設立された 60 床の私立総合病院であり，設備はオマーンで最も充実している。オペ室は 4 つ，設備面では例えば CT は 64 スライドのものが導入され，スターケア・ホスピタルよりも概ねグレードが高いといえる。1.5T の MRI も所有しているが，これがオマーンでは唯一である。

　また，診療の分野としては産婦人科には力を入れて差別化を図っている点が特徴的であった。マンモグラフィーも所有し，通常の出産は 2 日間の入院で値段は 112US ドル，帝王切開は 3 日間の入院であるという。

　なお，ローカルで教育を受けた医師や看護師は民間病院で働けないという決まりがあるので，ここでも医師や看護師は外国人である。フィリピン人はまじめで質がよいということで人気であり，この病院では最近，フィリピンにリクルートに行ったという。

　患者は 64％がオマーン人で，残りがオマーン在住の外国人である。病院は政府によって 3 カテゴリーに分類され，この病院はもっともすぐれているカテゴリー A に属する。

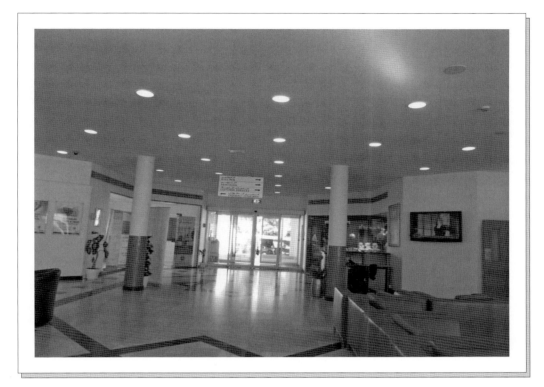

写真 **44**　マスカット・プライベート・ホスピタル

■ 参考文献

http://mejfm.com/journal/March2005/MayoClinicOpens.htm
http://hms.harvard.edu/news/harvard-medical-school-center-global-health-delivery％E2％80％94dubai

第7章
医療の輸出の現状と課題

⬛**1** 医療を輸出するという動きの背景

　医療が成長産業といわれるようになって久しい。民主党政権の時には医療
ツーリズムという形で医療を使って，外国人を患者として呼び込もうという
動きが中心であった。しかし民主党政権の後半から徐々に成長産業としての
医療に関しての考え方に変化が見られるようになった。

　医療ツーリズムについては日本医師会，都道府県の医師会などの反対が激
しく，また実際に医療ツーリズムを行ったとしてどの位のマーケットになる
のだろうかという議論が巻き起こったからである。確かにタイや韓国，マ
レーシア－といった国では医療ツーリズムを産業の中心の１つとして挙げて
いる。しかしこういった国は医療費自体が少なく，また日本のように自動車
産業，電機産業といった他の産業もあまり育っていない，いわば新興国で
あったり，途上国であったりする。

　日本の医療費はすでに2013年に40兆円を超え，保険外の医療を合わせれ
ば50兆円をはるかに超えるといわれる。この国において医療ツーリズムが
どの程度外貨を稼いだら社会保障の赤字を埋め合わせることができるのだろ
うか，という疑問は当然のことである。また国内でこれだけ医師不足である
のに対して外国人の診療を優先しなければならないのか，という不満が出る
のももっともなことである。

　本書で触れたタイやマレーシアといった東南アジアの国においては，観光
産業が非常に大きな産業であり，ここでは外国人は外貨を落としてくれる人
ということで国内の人に対する対応と違う対応をすることが，日常行われて
いる。しかし先進国である日本においては，外国人に対して日本人より優遇
するという発想がないし，生まれないであろう。そんな中で医療を成長産業
として位置付けた場合に，筆者も以前から主張していたことではあるが，医
療を輸出しようという発想になるのは当然である。自動車産業や電機産業な
どの日本の他の産業がたどってきたことを考えれば当然のこともいえる。
また，その中にアジア諸国における非常に大きなマーケットを今後取り込ん
でいくことができるという見方もあるし，日本の医療機器産業が海外に展開
していないという構造的な問題もあり，医療サービスと医療機器のパッケー

ジでの輸出を行うという考えが生まれてきたのである

■ アウトバウンドとインバウンド

　医療ツーリズム自体はアメリカにおける医療費の高騰，ヨーロッパにおける待ち時間の増加，あるいはアジア発展途上国における医療レベルの低さといったことから起きてきたことである。そもそも，患者を受け入れる国の医療レベルが高くなければ医療ツーリズムは成立しない。ここで医療レベルが高いという意味には，その医療レベルの高さが認知されているということが必要である。残念ながら医療機器も含め日本の医療レベルは高いのであるが，その医療レベルの高さ，機器のレベルの高さがアジア諸国に認知されてないという現実があった。

　このように考えるといきなり医療ツーリズム，すなわちインバウンドでの展開がうまくいくとも思えない。その意味でもアウトバウンドを行って，すなわち医療を積極的に輸出していくことで，日本の医療の素晴らしさをアジア諸国にアピールしていこう，そして結果的に患者が日本に来ることになる，といった考えが生まれてきたともいえる。現在の考え方ではアウトバウンドとインバウンドは両橋という考え方になってきているのである。

　また，安倍政権の第4の矢といわれるオリンピック・パラリンピックの話がある。2020年のオリンピック・パラリンピック開催に向けて，日本が外国人にとって安心な国であることが必須である。日本に限らずアジアにもアメリカにも高齢者が増えている。高齢者は基本的に病気を持っていることが多い。その高齢者が旅行するときに，医療レベルが高いことが必須条件といえる。最近では海外の有名リゾート地には医療対応ができると書いてあるケースも多い。

　日本は医療のレベルが高いのであるが，語学の問題，コミュニケーションの問題，食事の問題といった点で外国人にやさしいとはいえないという見方がある。もちろん日本食は素晴らしいのであるが，初めて日本に来たイスラムの人にとってはやはり豚肉あるいは豚のエキスが入っているかもしれない食事をすることはできないのである。このような豚肉・豚のエキスが入っていない食事をハラルフードという。こういった食事を食べることができるといったことも病院の配慮しなければないことの1つになってきているツーリズム。何れにしてもこういったことを採用することによって，医療に関しても安全な国，安心な国である日本ということをアピールするために，医療ツーリズムの考え方も単に外国人を呼び込んで日本で治療を受けさせるという話から広がりを見せてきているといえる。

■ クールジャパン

　「和魂洋才」という言葉があるように日本人は海外から学んで，それを自ら咀嚼し良いものになおしてきた。ただ行き過ぎると「ガラパゴス化」という言葉に代表されるように孤立する，あるいは鎖国状態になってしまうことがある。

　クールジャパンとは，その鎖国状態を改善するために，日本の文化面での何かが国際的に評価されている場合，その文化やその中身を積極的に海外にアピールしていこう，いわば輸出していこうという考え方である。

　最近では，和食が世界に打って出る1つのコンテンツとしていわれている。確かにアジアにおいて和食人気はすごい。シンガポールなどでは，ラーメンや寿司などの日本オリジナルのものだけでなく，日本の洋食に人気がある場合もある。これはインド本場のカレーライスよりも日本のカレーライスが美味しいといったような感覚であろう。つまりオリジナルのものよりも日本のほうがいいものを作れているということを意味する。

　医療は科学に基づくもので文化だけではないので，クールジャパンの考え方は必ずしも医療には適応にはならないかもしれない。しかし日本が日本の良さを海外にアピールしていこうという点では同じである。いずれにせよ，医療の輸出がますます安倍政権の政策に近いということもいえるだろう。

■ 医療の輸出に対しての考え方

　医療ツーリズムおいては積極的ではなかった日本の医療界であるが，医療の輸出については積極的であるといってよい。ただし，海外に医療展開するという話であるからすべての医療機関が行える話ではない。経済産業省の医療の輸出をサポートするプロジェクトにおいても大病院あるいは大学病院だけが医療の輸出を考えているわけではないことにも注意を要する。むしろ民間病院で積極的な病院，あるいは日本の医療の将来に対して悲観的な病院が海外輸出を考えているという言い方もできる。

　ここで悲観的というのは日本を捨てるという意味ではないことに注意を要する。

　日本で人口減少が進むことは間違いない。また日本において地域を活性化させなければいけないという声が多いのももっともであるし，地域あっての日本という考え方に同意している。厚生労働省も，医療と介護の提供体制を整備するため，消費増税分などを財源に各都道府県に基金を新設する。

　基金の目的は，かかりつけ医のサポートを受けて住み慣れた地で暮らし，自宅で最後を迎える「地域包括ケア」の推進である。

　しかし実際には都市への人口集中は著しいものがある。2013年の人口移動報告によると，東京圏（東京都，神奈川県，埼玉県，千葉県）は転入超過が前年比2万9,315人増の9万6,524人である。

　このような状況で地域医療確保をするために何をすれば良いのだろうか。医療はやはり症例あっての医療をいう部分もある。症例という非人間的な言い方ではあるが，やはり患者さんから学ぶというものが，医療の本質である以上，患者さんが少ないということは学ぶ機会が少ないということ，ひいては医療のレベルが下がるということを意味する。これは地域住民とっても非常に大変なことになる。

　そういった意味で自らの医療のレベルを保つために海外に進出するという考えを持っている場合もある。帯広の北斗病院では，ウラジオストックに画

像センターを作り，日本の画像診断技術を提供するという試みも行われている。これは鎌田理事長によれば日本の医療技術を落とさないためでもあるということになる。

　また医療ツーリズムのように，患者を連れてきて治療させるという話になった場合には，その地域の海外からのダイレクトアクセスが非常に重要になる。自身のことを考えてもわかるように直行便がある場合と，乗り継ぎ便である場合においては当該地域に行くためのハードルが全く違う。しかし，海外とダイレクトにアクセスがある空港は，日本には32しかないのである。

　一方，医療ツーリズムと違い医療を輸出するという話であれば特に当該地域とその目的地が直行便で結ばれている必要はない。

アジアの成長に対する安倍総理の指摘

　安倍首相は講演で，アジアについて下記のような考えを述べたという。

1. アジアの成長は都市で起きた。
2. 都市での需要・文化が似てくる。
3. 抱える問題も同一。

　1つめの「アジアの成長は都市で起きた」というのはどういうことであろうか。ソウル，バンコク，シンガポール，クアラルンプール，ジャカルタといったアジアの街に行ってみれば明らかであるが，発展の速さはかつての日本を上回る。一方，農村では昔ながらの生活が行われている。これは言い換えれば貧富の格差があるということになる。

　前述したようにアジアにおいては日本に比べれば格差を容認するという文化がある。したがって都市への一極集中，言い換えれば首都への一極集中が日本に比べておきやすい土壌があるといえる。日本でもかつて東京一極集中を減らすために，首都遷都が叫ばれたことがあった。しかし現実は東京一極集中が続いている。このもっとひどい状況がアジアの状況であると考えてもらえば良い。

　2番目の「都市での需要・文化が似てくる」というのがどういう意味かといえば，インターネットの発達により都市の中間層が必要とするもの好むものが似てくるという意味である。たとえばスターバックスとかマクドナルドといった米国文化を代表する店がはやるといったことも，文化が似てくるという例になる。

　「抱える問題が同一」，というのはどういうことかといえば都市の中間層の必要としているものの中に，健康が日本に比べると高いプライオリティを持っているのが，アジアの特徴であるが，その背景には「老いていくアジア」という現象がある。つまり日本と同じスピード，あるいはそれを上回るようなスピードでアジアは高齢化していくということでことである。つまり，現在の繁栄は一時的なのではないかという不安である。

　日本においては経済成長が起きている間に社会保障が充実した。そして地域も一緒に発展した。アジアにおいては，都市一極集中で発展が起きているために，社会保障制度が充実していない。このような国においては医療を受

けることができない人も多い。

　こういった格差が2013年1月に見られるような，タイでの農村を代表するタクシン派と，都市を代表する反タクシン派の争いといった形で現れたりするのである。

　要するに，アジアにおいては，政府も国民も農村や地域においては，医療を受けることができない人が多くなってしまうのではないかという危機感がある。この分野において日本は先進国であり，日本の優れた医療制度，特に国民皆保険制度をアジアに出したほうがいいのではないかという発想につながるのはここである。

厚生労働省の考える国際展開

　日本には国民皆保険制度があり，この制度を堅持すべきだという声が多い。筆者もその意見にくみするものであるが，その意味でも，国民皆保険制度を含む医療制度の輸出という発想が生まれている。

　これは，前述したように医療サービスや医療機器を海外に輸出するという壮大な取組の中で，欧米の医療機器の会社などが当該国の文化にまさに取り込まれているような形でビジネスを行っているために，日本の医療機器や医療サービスが普及しないという問題が表面化するようになってきたからである。

　つまり日本の国民皆保険制度という日本人の馴れた制度上で，言い換えれば日本のゲームのルールの上での医療サービスや医療機器の展開が行うことができれば非常に日本にとって有利なのではないかという考え方である。

　ここにおいて医療ツーリズムでは対立関係にあった経済産業省と厚生労働省には，制度面の輸出を厚生労働省，中身の輸出は経済産業省といった形での分業体制が成立したことになる。ただし，現段階では厚生労働省側のプロジェクトが，国際協定を結ぶあるいは制度設計をサポートしようとするといったレベルにとどまっているので，この後は経済産業省の取り組みを中心に記載していくことになる。

経済産業省が行っている医療の国際展開

　経済産業省における医療の国際展開の中心になる部署は，商務情報政策局のヘルスケア産業課である。ヘルスケアとダイレクトに謳っていることからもわかるように，この部署は2011年7月にできた新しい部署である。

　本来，経済産業省は医療サービスの管轄でないためにヘルスケアという言葉をダイレクトに謳った部署がなかった。しかし民主党政権下で医療を産業として定義する，医療を成長産業とするといった流れの中で，ヘルスケア産業課が生まれたのである。ヘルスケア産業課の主たる業務として医療の国際化があるわけだが，最も大きなものは医療を輸出するためのさまざまな取り組みのサポートである。具体的には予算を割り振って調査等を行っている（図13）。

　本書でもこの経済産業省からサポートを受けたプロジェクトとして，医療

125

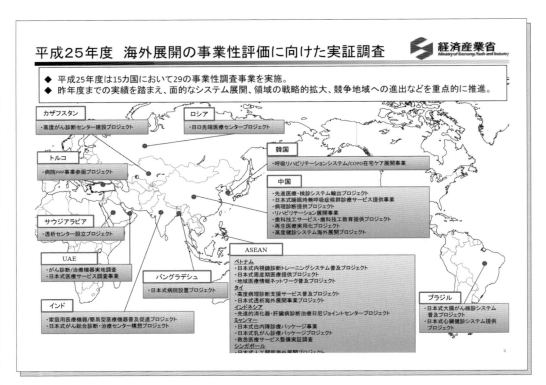

図13　経済産業省の取り組み

法人である偕行会のインドネシアにおける取り組みを紹介した。

Medical Excellence Japan の取り組み

　当初，経済産業省ヘルスケア産業課と密接な関係があった組織に medical expense Japan がある。この組織は，省庁が直接関与することができない医療の国際展開の部分を行うためにつくられた組織である。現在この組織は経済産業省というより内閣官房の命を受けて政府，あるいは政府と共同して医療の国際展開を行っている。2013年の4月にこの組織のリニューアル発足式が行われたが，その席上には安倍首相，経済産業省の大臣，厚生労働省の大臣ら参加しスピーチをしたことは記憶に新しい。

　ただこの組織も，あまり大きな組織ではないためにどこまでの取り組みができるかは疑問がある。この組織の強みは主としてロシアや旧ロシア連邦のカザフスタンといった国であり，こちら方面への進出をいくつか手がけている。またアウトバウンドとインバウンドは一体という考えのもとで，インバウンド事業も手掛けている。

その他の取り組み

　医療を成長産業としたのは単なる思いつきではない。21世紀における iPS 細胞が代表するように，ライフサイエンス分野では，まだ今後新しい発見が

起きるとされる。また人類の究極の欲望は不老長寿であるからこの分野において，人類の需要は絶えることがない。

　さらにアジアをはじめとする高齢化によって利用や介護のニーズは増えるわけであるから需要も多い。また労働集約的な産業であるために，雇用を創出することも可能である。こういった理由から医療産業を成長産業と定義しているわけであるから，この分野に関心があるのは単に経済産業省や厚生労働省だけではない。企業としての取り組みがいくつか見られる。

　代表的なものが三井物産がマレーシアの大手企業である IHH ホールディングに 900 億円以上の投資をした件がある。この IHH ホールディングはマレーシアでのチェーン病院であるパンタイグループ，シンガポールの第一の民間病院チェーンであるパークウエイを傘下に置くグループであり，医療分野では世界で 2 位の時価総額を誇る上場企業である。

　実際に三井物産は医師の社員を雇ってこの病院の支援の経営に参画させていた。さらにこの IHH は上海にも進出しているし，トルコの大手病院グループも買収している。

　もう 1 つの代表的な取り組みとしてはセコムと豊田通商による，インドのバンガロールでのサクラホスピタル建設である。これは事業規模としては数十億円であり，三井物産の出資額に比べれば少ないが，自らが海外で病院を経営するという試みになる。

　このように医療の国際展開の動きが加速化しているのである。

❷ 日本が考えるべきこと：
まとめにかえて

■ リスク対策としての社会保障

　社会分析にリスクの概念を導入したのは1944年生まれの，2015年に亡くなられたミュンヒェン大学社会学教授であるウルリッヒ・ベックである。代表的な著書である『危険社会』でベックが指摘したリスクは2種類であった。その1つは「環境・食物汚染」に代表される，経済の発展と科学技術の発達がもたらした「環境と生命に関わるもの」であり，もう1つは「個人化」と「政治の変質」による「社会と人間の関係に関わるもの」である。

　この後で議論を行う「個人化」とは，個人が何の保護もなしに，市場に向かい合い，市場における経済行為の主体となることを余儀なくされている状況をいう。

　「政治の変質」はかなり複雑な概念なのでここでは深入りを避けるが，経済や科学の活動や，上述した「個人化」の結果が招来するものとし，いままで「非政治」と見なされた経済・科学の活動が，政治と同様に，しかし民主的手続きを経ることなく，社会を変化させていることを指摘している。

　こういったリスク概念は1980年代後半以降に明示的に導入されたといわれる。リスクの特徴は，リスクは通常，貧富の差や権力の差に無関係に直接個人に向けて分配される点にある。また，明確に認識されにくいので過小評価されやすい。

　また，ベックはサブ政治，すなわち下からの政治が高まってくるとする。もちろん，これはいい面だけではない。サブ政治議会などの正当な政治ルールを通してではなく行われる政治も含む概念で，具体的には科学技術や企業や医療の分野でなされる意思決定の影響力増大，市民運動やNPO，NGO，専門家集団などの発言の権利と影響の増大を指摘している。

　最近では，元東京大学教授，元内閣府参与で医師の黒川清が「規制の虜」（2016）として規制する側が規制される側にとりこまれてしまう危険を書いている。

「個人化」と社会保障

　たとえば，「個人化」の指摘であるが，日本においては，終身雇用，年功序列賃金など企業による「家族的な」雇用体制が，公的な社会保障を代替していたとされる。たとえば平成24年度の厚生労働白書にもこの記載は見られ，「社会保障支出は規模の点で小さく，そのために必要となる負担も抑制されてきた」（同書P36）とされる。言い換えれば，この視座が学者のみならず社会保障を担当する官庁にも共有されていることになる。

　すなわち北欧の，いわゆる社会保障先進国とは異なり，社会保障が補完的

な役割を担っていたとされる。

　これらは 1980 年代の後半の指摘であるが，徐々に会社保障が充実するとともに現在の日本における社会保障費の増大，なかでも医療費・介護費用の増大などを想起させる。

　一方，社会保障の限界も指摘される。

　高齢者の世帯構成員を見てみると，世帯主が 65 歳以上の単独および夫婦のみの世帯は，全体の 6 割以上を占め，特に世帯主が 75 歳以上の単独世帯においては，2035 年には 39.7％に達し，子どもたちや家族から日常的な支援を受けることができず，高齢者が自らの力で日常生活を行わねばならない現状が読み取れる。これは同時に，地域が高齢者を支える仕組みが必要であるとも言い換えられる。

医療，社会保障とリスク

　宮本，大沢，末廣（2009，2011，2011）によれば，福祉国家・福祉社会の目指すところは，一言で言えば人々が安全で安心できる生活を送ることのできる社会の構築，つまり「生活保障システム」（livelihood security system）の構築であるとされる。ベックが述べてきたような社会リスクに対抗するものである。この生活保障システムの中には，医療保障（健康保険），所得保障（老齢年金，遺族年金，出産手当，児童手当，傷病手当など）雇用保障（失業保険，労働災害補償），最低生活保障（公的扶助）などが含まれる。

　しかし，社会政策については 2 通りの考え方があり，社会保障の充実ではなく，経済成長を支える高い質の労働力の創出（教育レベルの向上）や，被用者の生活環境の改善（住宅の整備）に重点が置かれる場合がある。そして，未整備で不完全な社会保障については，企業（企業福祉）と家族（自助）が補完するという体制をとることがある。かつての日本や現在のアジアの多くの国がこの志向であり，その意味で，アジア諸国の多くは福祉志向国家（welfare state）ではなく開発志向国家（developmental state）であったといわれる。

　社会リスクは①災害リスク（気候変動，地震，津波，洪水など），②政治リスク（テロ，政治暴動），③経済リスク（世界規模の金融危機，技術革新の進展や産業構造の急速な変化に伴う解雇など），④健康リスク（エイズ，鳥インフルエンザなどの新型感染症）の 4 つに分けることができる。

　さらに，社会変容における「新たな社会的リスク（New Social Risks　NSR）」の出現が議論されている。「新たな社会的リスク NSR」の主な内容は，ワークライフ・バランス（仕事と家庭生活の両立）の課題，雇用の不安定化，所得の増加についての不確実さ，退職に関するリスク（年金制度の強度/脆弱化，家族介護への社会的支援の量と質），家族の絆（家族間の支え合いとケア）といった多岐にわたるものである。

社会の変容

　社会に対して信頼が失われた場合には，いわゆるモラルハザードが発生す

近年の医療費の伸び率は、患者負担の見直し等の制度改正のない年度を見ると
・「高齢化」により、おおむね年 1.5％前後の伸び
・「医療の高度化等」により、おおむね年 1％台〜 2％台の伸び
を示しており、この 2 つの主要因により、おおむね年 3％台の伸びとなっている。

	平成13年度(2001)	平成14年度(2002)	平成15年度(2003)	平成16年度(2004)	平成17年度(2005)	平成18年度(2006)	平成19年度(2007)	平成20年度(2008)	平成21年度(2009)	平成22年度(2010)
医療費の伸び率①	3.2%	− 0.5%	1.9%	1.8%	3.2%	− 0.0%	3.0%	2.0%	3.4%	3.9%
診療報酬改定②		− 2.7%		− 1.0%		− 3.16%		− 0.82%		0.19%
人口増の影響③	0.3%	0.1%	0.1%	0.1%	0.1%	0.1%	0.0%	− 0.1%	− 0.1%	0.4%
高齢化の影響④	1.6%	1.7%	1.6%	1.5%	1.8%	1.3%	1.5%	1.3%	1.4%	1.2%
医療の高度化等 (①−②−③−④)・医療の高度化・患者負担の見直し等	1.3%	0.4%	0.2%	1.2%	1.3%	1.8%	1.5%	1.5%	2.2%	2.1%
制度改正		H14.10 高齢者1割負担の徹底	H15.4 被用者本人3割負担等			H18.10 現役並み所得高齢者3割負担等		H20.4 未就学2割負担		

注1：医療費の伸び率は、平成21年度までは国民医療費の伸び率、平成22年度は概算医療費（審査支払機関で審査した医療費）であり、医療保険と公費負担医療の合計である。

　2：平成22年度の高齢化の影響は、平成21年度の年齢階級別（5歳階級）国民医療費と年齢階級別（5歳階級）人口からの推計である。

図 14　医療費の伸び率の要因分析

ると考えられる。ここでいうモラルハザードは，経済学的に厳密に定義したモラルハザード[1] ではなく，信頼感が薄れたため，たとえばどうせ見つからないなら余分に消費してやろうとか，税金を払わないでおこうといったことも指す。

　医療においてはモンスターペイシャントの出現などもそれにあたると思われるが，こういった現象が顕著になってきたのは医療事故の報道および小泉改革による聖域なき構造改革ではないかと考えている。どちらも国民による医療に対する見方を変更させる，いいかえれば社会に変容をもたらすものであった。

---

[1] 経済学ではモラルハザードは 2 つの意味で使われる。それは事前的モラルハザードと事後的モラルハザードである。事前的モラルハザードとは，医療関連の場合には，医療保険があるために，保険加入者の行動が変化して，場合によっては保険事故の発生の確率に影響を与える場合である。一方，事後的なモラルハザードとは，医療の場合には，保険加入者はより多くの医療資源を消費するというモラルハザードである。

　さらに，近年では医療費の増加の問題が大きい。図 **14** に示すように，国民医療費自体の増加も，予想されていた高齢化による医療費の増加のみならず，最先端技術の保険導入による増加も指摘されている。また，健康に対する関心が増加したために，保険外の医療費の増加も予想されている。こういった変化は，医療という分野の予防医療などへの拡大を示すが，一方では，医療のコモデティ化や商品化（消費財化）をもたらしている。

　このような状況において，医療自体もサービスとしての対応が必要となっている。

　ここで，医療の変化の歴史を眺めてみたい。

医療に対する社会の変容

　医療の変化の歴史を記載する最初に医療と医学を分けなければならないかもしれない。病気は大昔からある。したがって，病気に対して何かをする，ということは昔から行われてきた。学問としての医学がない時代にも医療はあったと思われる。呪術や宗教が医療として行われていた時代もあった。

　一方，学問としての医学の始まりは遠く古代ギリシャにさかのぼる。

　医学の始まりともいえる，科学する態度，すなわち，呪術や宗教から自由になって「自然」を観察する，という態度を人間が獲得したのは，紀元前 6 世紀ごろ，イオニアのギリシャ人植民地で起ったことである。ここでは，自然と人間を，観察し，記録するということが哲学者によって始められ，それによって科学が誕生したといえる。その風土の中で，やがて経験医学も生まれた。哲学者として有名なアリストテレスは，自然を研究する立場で動物を解剖した。それによって彼は医者ではなく，比較解剖学の創始者になったのである。

　忘れてはいけないのは古代ギリシャの医学の大成者であるヒポクラテスである。

　1980 年に「ヒポクラテスたち」という映画が放映された。京都府立医科大学を卒業した大森一樹監督が自らの体験をもとに，大学病院での臨床実習を通して，医術を身につけていく若者たちの青春群像を描いたものである。

　そのヒポクラテスが医療に携わるにあたって誓ったという，いわゆる「ヒポクラテスの誓い」の文言が伝わっている。ここには，医（者）の倫理の原点が記載されている。

　この文言は 1508 年，ドイツのヴィッテンベルグ大学医学部で初めて医学教育に採用された。その後 1804 年，フランスのモンペリエ大学の卒業式で初めて宣誓され，以降医者にとって重要なものとして長らく伝承されてきたという。1928 年では北米の医学校の 19％で卒業式の誓いとしていたが 2004 年では北米のほぼすべての医学校の卒業式に，この文言が誓われている。

　文章は下記である。

（原文：小川鼎三訳より抜粋）

　すべてを載せることはできないが，文章中には，「患者の利益優先」「危害や不正目的の治療排除」「致死薬不投与」「堕胎禁止」「情欲の禁止」「守秘義

『医神アポロン，アスクレピオス，ヒギエイア，パナケイアおよびすべての男神と女神に誓う，私の能力と判断にしたがってこの誓いと約束を守ることを。（中略）
〇私は能力と判断の限り患者に利益すると思う養生法をとり，悪くて有害と知る方法を決してとらない。
（中略）
〇純粋と神聖をもってわが生涯を貫き，わが術を行う。
（中略）
〇いかなる患家を訪れるときもそれはただ病者を利益するためであり，あらゆる勝手な戯れや堕落の行いを避ける（以下略）。
〇この誓いを守りつづける限り，私は，いつも医術の実施を楽しみつつ生きてすべての人から尊敬されるであろう。もしこの誓いを破るならばその反対の運命をたまわりたい。

務」といった現在でも通じる内容が扱われている。

　現代に至ってもこの考え方は引き継がれ，医師の倫理の根源とされる。すなわち，専門家である医師は，こういった内容に基づいた自らの職業規範をもっているといえ，プロフェッショナリズムの魂をもっているのである。しかしここでのプロフェッショナリズムは供給者主体の考えである。

福祉国家という概念

　時代は流れ，福祉国家という考え方が生まれていく。要するに，国家の役割を，スミスがいうような防衛や治安維持などだけでなく，経済的格差の是正のための社会保障制度の整備や失業を減らすための雇用政策も行っていくという考え方である。財政に対しても，公共事業などを行って雇用を増やしたりする部分も出てくる。これは「大きな政府」という考え方にもつながる。

　1990年にデンマークの社会学者エスピン・アンデルセンは西側先進諸国を自由主義的福祉国家（アメリカ），保守主義的福祉国家（ヨーロッパ大陸），社会民主主義的福祉国家（イギリスや北欧など）とし，福祉国家の発展は一つではないと論じた。

　また，「小さな政府」と「大きな政府」の中間を行く社会民主主義的福祉国家の考え方も出てくる。イギリスの元首相のブレアは，準市場とか擬似的な市場という考え方を使った政策，「第三の道」を提唱し，これは，管理された中（市場）でプレーヤーを競争させることによって効率的な運営を目指すものである。

　これらの考え方で，感染症対策以外にも，ようやく仕組みとして，生活者である国民全体に医療を提供しようという土壌が生まれ，実行されていったのである。

日本での社会保障

　日本でも諸外国と同じように，福祉国家あるいは医療保険創設の動きが起

きる。医師・官僚であった後藤新平は当時の衛生局長であった長与専斎の薫
陶を受け，伝染病，公衆衛生，国民生活などの仕事に従事した。転機は 1890
年（明治 23 年）のドイツ留学で訪れる。留学後，後藤は，帝都復興院総裁と
して，大震災後の東京復興計画を立案した。また医療関連では明治時代の健
康保険，あるいは社会保険の基礎づくりに貢献したのである。これには，世
界で最初に社会保険制度を創設したドイツのビスマルクの影響があることは
いうまでもない。

　その後，1950 年代半ばまで，多くの農民や自営業者は無保険者で国民の約
1/3 にあたる 3,000 万人が無保険者であった。1950 年には就業者の 48％は，
農業・林業・漁業など 1 次産業に従事していた。2 人に 1 人は農民だったし，
高校に進学する女子は 3 人に 1 人，男子は 2 人に 1 人。男子も 2 人に 1 人は
中学を出ると働き始めた。1 人当たりの国民所得 124 ドル，アメリカの 1/14
にすぎなかった。平均寿命は，男 58 歳，女 61.5 歳である。

　日本では 1955 年ころから本格的な経済成長過程に入り，急速に成長を遂
げ国民生活も向上した。そのなかで，1958 年に被用者保険や被用者年金に加
入していない自営業者や農業従事者等に加入を義務付ける国民健康保険法が
制定された。また，1961 年に国民健康保険事業が全国の市町村で始められ，
国民年金法が全面施行され，国民皆保険・皆年金が確立された。

　1961 年に国民皆保険制度が創設されて以来，2011 年で半世紀が過ぎ，国民
皆保険制度は，あって当たり前の空気のような存在になっている。

　日本では，その後も続く高度経済成長の中で，医療保険の給付率の改善，
年金水準の引き上げ，生活保護基準の引き上げ等，社会保障分野での制度の
充実・給付改善が行われた。

　さらに，1973 年には，70 歳以上の高齢者の自己負担無料化，健康保険の被
扶養者の給付率の引き上げ，高額療養費制度の導入など大幅な制度拡充が行
われ，福祉元年と呼ばれた。1973 年秋にオイルショックが勃発し，石油価格
の高騰がインフレを招き企業収益を圧迫し，高度経済成長時代の終焉をもた
らした。インフレに対して給付水準を合わせていくために，社会保障関係費
が急増し，安定成長への移行および国の財政再建への対応，将来の高齢化社
会へ適合するよう，社会保障制度の見直しが行われていく。1982 年に老人保
健制度が創設され，老人医療費に関して，患者本人の一部負担導入や全国民
で公平に負担するための老人保健拠出金の仕組みが導入された。さらに，
1984 年には健康保険の本人負担を 1 割に引き上げ，退職者医療制度が導入さ
れた。

　その後，日本福祉大学の二木立によれば，医療費抑制策が今日まで続いて
いくことになる。

疾病構造の変化

　一方，西洋医学を積極的に導入することを決めた日本では東京大学や京都
大学を中心に，米国を中心にした諸外国の最先端医療を積極的に取り入れよ
うとした。特に 1990 年ころまでは GDP が増加していたからなおさらである。

具体的には，1985年のプラザ合意（その後円高），その後のバブルの発生，1989年のベルリンの壁崩壊でいわゆる西側諸国の経済政策が勝利したためである。しかし，その後の日本では1990年にはバブル崩壊が起き，さらに厳しい医療費抑制策がとられていく。

しかしこの時期に日本の医療の内容は飛躍的に進歩し，1985年には前の年までトップだったアイスランドを追い抜いて平均寿命世界一を達成する。女性を例にとると，第2次世界大戦後の1947年は54歳だったが，1960年には70歳，1984年には80歳を超え，1985年に世界一になった。これは，西洋医学の勝利ともいえるが，そのために医療におけるほかの側面，たとえば生活のための医療とか医療の相対化といった考え方が薄れた傾向がある。

科学の進歩は長寿を生んだが，しかしそのほかにも多くの変化をもたらした。

1960年代以降の医療の変化のうち，最も大きな変化は，疾病構造の変化である。すなわち，旧来は結核や肺炎などの感染症をはじめとする急性疾患が中心であったが，医療技術や生活水準の向上に件ってそれらは減少し，かわりに糖尿病などの慢性の疾患，生活習慣病が増加した。厚生労働省によると，生活習慣病とは一般的に糖尿病，脳卒中，高血圧，心臓病，脂質異常症，肥満の6つで，広義では，高尿酸血症に高脂血症，脂肪肝，胃潰瘍，歯周病なども含まれる。また，同省の報告によると，日本人の3大死因は1位「がん」，2位「心疾患」，3位「脳血管疾患」だが，これらすべてが生活習慣病に深く関わっているといわれている。

さらに人口の高齢化は医療費の増加を招く。65歳以上の高齢者の医療費は約18兆円，医療費全体の52%となっているし，また，3人に1人ががんで死亡といったように疾病構造の変化が起きている。

東京都を例に考えてみよう。

都内の疾病構造は高齢化により，精神疾患を除くいずれの疾患も患者に占める老年人口の割合は増加傾向にある。都内の主要傷病別受療率の推移を見ると，10年前と比較して，がん（悪性新生物）や精神疾患は大幅に増加している。がん患者の中でも，特に高齢患者の割合は，この10年間で1.5倍となっており，今後，がん患者の高齢化はますます増加していくことが予想される。意外なことに糖尿病，心疾患，脳血管疾患は横ばいまたは微減である。さらに高齢化に伴う合併症の増加がみられる。

また，「東京都における認知症疾患医療センターのあり方検討部会報告書」によると，平成20年時点で，認知症の症状がみられる高齢者は約29万人にのぼり，都内の老年人口の約12%を占めている。また，平成37年には，何らかの認知症の症状がある高齢者は約52万人（高齢者の約15.2%）に増大すると推計されている。

また，糖尿病，高血圧（症），脂質異常症については，同時に複数の疾患を罹患している患者がそれぞれ単独で受療している患者数と比較して約3倍となっており，複数の疾患を有している患者の老年人口に占める割合は高くなっている。

　さらに，高齢者に対応する救急医療の増加がみられる。救急搬送人員を年齢構成別で見ると，高齢者の割合は全搬送患者の約45%を占めている。また，過去10年の高齢者の搬送患者数，割合ともに増加しており，この傾向は今後も続くと考えられる。今後は，高齢化に伴う複数の疾患を有する患者や現在でも大きな割合を占める精神科身体合併症など救急搬送の増加への対応が見込まれるのである。

生活習慣病に潜む医療過剰消費の要素

　消費という視点から，疾病構造の変化を見てみると，医学，医療のカバーする範囲が感染症から生活習慣病あるいは，予防領域に拡大したために，医療において無駄なあるいは過剰な消費の萌芽が生まれたといえよう。ここでは「消費」とは「使ってなくすこと。金銭・物質・エネルギー・時間などについていう」という大辞泉の定義に従い，金銭を消費の対価として支払うかどうかは問わないこととする。しかし，対価が少ないほうが消費量は増えるのは事実である。

　故意にけがをする人や感染症に故意にかかる人はいない。もし罹患したら一刻も早く治したいと考えるであろう。しかし，すぐに死に至るわけではない生活習慣病では，本人が努力を行わずに薬剤だけを入手する，といった行動，薬剤を処方されても正しく服用しない，といった効率性を無視した側面が生まれた。さらに，社会保険制度の普及によって，自己負担を気にせずに受療行動が行われるようになったために，医療の過剰消費が起きる可能性が高まった。一方，日本人は疾病予防といった行動にはあまり積極的ではなかった。

　ここで，社会の受容という視点で日本人の医療に対する意識の変化を眺めてみたい。

日本人の意識の変化

　「士農工商」という江戸時代の序列を持ち出すまでもなく，日本人にとっては「商」行為はあまり高く評価されるものではなかった。特に，「赤ひげ」といった医師の行為が評価され「医は仁術」といわれてきた。

　商行為にはお互いへの信頼が必要である。単一民族である日本では，お互いの阿吽の呼吸による信頼関係が醸成されていたので，商取引は盛んであった。しかし，位置付けは低かったと考えられる。

　商行為とは言葉の上ではお金を使っての商品やサービスの購入をいうが，日本では言外に卑しいものであるというニュアンスが含まれていた。現在でもその名残がある。それに比べると命を救うという医師や医師の行為は高く尊敬され，医療を商行為とみなすなどとはとんでもない，という考え方から「医は算術」ではなく「医は仁術」とされたのである。しかし，本当にそうなのであろうか。あるいは理想はそうでも，実態はそうでなくなっているのではなかろうか。

　特に最近，医療を提供する側に「商」の気持ちがなくても，医療を受ける

側に「商」という視点の気持ちが増えてきているのではなかろうか。医療の商品化といってもいい。これがいいことなのかどうかわからないが，世の中の変化であることはまちがいないであろう。

消費の対象になった医療

経済学の考え方では人は費用の自己負担がなければ利益をとことん追求するとされる。つまり医療保険に加入しているために自己負担率が低いので，患者がコスト意識を持たないという考え方になる。

一般の商品のように単純に考えれば，自ら支払う価格が高ければ，購入を手控えることは多いし，当然の考え方のようにもみえる。しかし，医療においてこの考え方が正しいのかどうかは，なかなか証明することが難しい。

所得が1％増えたときに，ある財の消費が何％伸びるかという値をその財の「所得弾力性」という。経済学では所得弾力性が1より大きい財をぜいたく品，1以下の財を必需品といい，すなわち，所得が1％伸びれば消費量がそれ以上伸びる財がぜいたく品で，1以下の財を必需品となる。言い換えれば，所得の高低にかかわらずある程度の消費をせざるを得ないので，所得が上下したからといってそれほど消費は変化しないのが必需品になる。米国では，日本のような国民皆保険制度がないので，医療がぜいたく品になっているという説明がなされる。

日本でも，疾病構造の変化や医療が生活の1部になってきたことから，医療が商品化し，さらに個人の好みや価値観によって購入するかどうかが大きく異なるようになってきた。医療が必需品から，消費の対象になるぜいたく品になってきているといえよう。問題は，必需品と違い，ぜいたく品では消費という概念が起き，さらに過剰消費が生まれうることである。

そしてアジアの富裕層（場合によっては中間層）医療ではまさにこの状況にあることを認識しなければならない。

診療報酬とは

消費行動に完全な歯止めはかけられないまでも，こういった問題を防ぐ一つの方策として，多くの国では医療については公的な値決めがされている。公的な保険の範囲内であればなおさらそうで，自由診療が主体の米国においても公的な高齢者保険であるメディケアや州による保障制度であるやメディケイドではそうなっている。

ここで，診療報酬とは保険医療機関等がその行った保険医療サービスに対する対価として保険から受け取る報酬，と定義され，1点＝10円として
①保険診療の範囲・内容を定める，すなわち保険診療の品目表としての性格と
②個々の診療行為の価格を定める，すなわち価格表としての性格がある。
そして，診療報酬体系の役割は
①医療機関の収入源→医療機関の経営に影響
②医療費の配分→医療機関間の医療費の配分に影響

③医療サービスの提供促進→医療提供体制の在り方に影響

となり，医療機関へのインセンティブにもなるのであるが，ここには原則的には合理的な考え方が貫かれている。

効率の視点

　なぜ医療費において多くの国で公的な値決めがされているのであろうか。大きな理由の1つは効率性のためである。

　経済学の言葉でいえば，「社会構成員一人一人の効用をできる限り高めるように稀少な資源は無駄なく配分されるべきである」というのが効率性の視点である。もう少しわかりやすくいえば，最小の投入で最大限の効果をあげるという視点である。

　逆に，日本では「聖職」という視点で，医師などの医療職が効率を考えることは望ましくないという教育がなされてきた。日本の医療制度である公的な診療報酬制度は医師や医療機関が，医学的に見て最善の行為を行えば，適切な価格が支払われるという仕組みが官僚によって担保されているという考え方である。

　そこへ，患者の消費行動への変化が生まれてきた。

医師など専門家への信頼度が高かった日本とその変化

　一方，日本では医師など専門家への信頼度が高かった。少し前では，医師や医療機関は日本では昔から「医は仁術」という考えがあり，今でも医師を「お医者様」と崇める患者は少なくない。医師が判断したことは尊重し，「お任せする」という気持ちが欧米に比べて強い。医師誘発需要という言葉があるように，供給者側からの誘発はあったかもしれないが，消費とか過剰消費の概念は少なかったと考えてよかった。しかし，この点も変わってきている。医療への信頼が失われているからである。

　患者・地域住民と病院との関係における「信頼」の問題も，この視点から見ると理解しやすい。昨今病院の信頼を揺るがす大きな事件が明るみに出ている。医療過誤の問題であり，大学病院の医師数の水増しの問題などである。たとえば，医療過誤の問題では，患者・地域住民の不信は，医師や看護師といった個々の専門職に対する不信ではなく，病院の業務・経営システムの不備に対する改善に取り組んでこなかった病院という組織の「意図」に対する不信ととらえることはできないであろうか。

　山岸俊男（1999）は，「「意図に対する信頼」としての信頼にも，「安心」と「信頼」という2つの異なる内容が含まれるとする。「安心」とは，「相手が自分を搾取する意図をもっていないという期待の中で，相手の自己利益の評価に根ざすもの」であり，たとえば，金を貸す際に担保をとる場合は「安心」できるのであって「信頼」するのではないとする。一方「信頼」とは，「社会的不確実性が大きい状況（相手の行動によっては自分の身が危険にさらされる状態）で相手を信頼する」ことと定義する。この定義に従えば，従来の病院は，一般的に病院は患者・地域住民にとって「安心」できる組織であった。

137

しかし経営環境の変化に伴い，患者・地域住民の心のなかに自分は搾取されているのではないかという不安が生じてきたということが病院と患者・地域住民との現在の関係ではないであろうか。このような議論に対して，「個々の病院が悪いのではなく社会が悪い」「国が対処すべき課題である」という病院経営者も少なくはないであろう。しかし，「患者が病院に安心できるという関係性が喪失する方向にある」という現実を踏まえ，さらに病院に対する不信は，病院の機能・経営システムという組織の「意図」に対する不信であることを理解し，病院は将来の繁栄・発展のために，患者・地域住民との間に「信頼」を築くための行動や仕組みづくり，それを体系的に行うマネジメントの変革が現在必要とされていると考える。

さらに数10年ほど前まで，がん患者には病名を隠す習慣すらあった。

こうした特殊な文化的背景下で，情報公開は立ち遅れた。

医療事故が社会問題化したのは1999年，横浜市立大学病院で肺と心臓の手術患者を取り違えた事故がきっかけだった。事件後，「医者の説明がない」「ミスを認めない」「謝罪がない」など，患者が過去に経験した医療への不満が殺到。それを裏付けるように，それまで700件足らずだった医療訴訟が増加したのである。

今までの日本人はあまり健康について関心を払わなかったように思える。一方，中国人は毎朝の太極拳といった形で健康に注意を払ってきた。この差はなんであろうか。またアメリカ人は自らの加入している医療保険や病気について医師並に知っている。

この理由の1つは，医療保険制度を含む医療制度の善し悪しである。医療制度が優れている日本では，医師にお任せ，それも病気になってからお任せでよかった。いや，もしかしたら健診や人間ドックといったすぐれた仕組みがあるので，「予防もお任せ」なのかもしれない。

一方，中国や米国では個人で病気に対処しなければ誰も面倒を見てくれないし，一度病気になれば莫大なお金を支払わねばならない。そのために，皆医療とお金について真剣である。米国では医療保険をもらうために，職に就くという人もあるくらいである。

いずれにせよ，必需品や聖域とされてきた医療が，世の中の消費文明の流れ，あるいは高度技術の進歩に巻き込まれ，ぜいたく品にもなりつつある。また，現状の医療に対しての信頼感が薄れつつある。

もっといえば，日本より医療が商品化しているアジアの国では，国民が医療の価格に対して敏感である。それは事前に医療の価格表を示して欲しいといった要求に代表される。

これは医療が不確実だから示さなくてもいいということにはならない。

高齢化先進国であり，医療先進国である日本はこのような大きな流れからアジアの医療を見ていくことが重要であろう。

参 考 文 献

1) Zeithaml, A. A.(1981)"How Consumer Evaluation Processes Differ Between Goods and Services, ""Donnelly, J. A. and W. A. George, Marketing of Services, AMA, pp.186-190

2) http://www.medical-world-guide.com/asia/

3) https://www.jetro.go.jp/world/asia/hot-selling/pdf/report_ch1.pdf

4) W.W.ロストウ，木村健康，久保まち子，村上泰亮　経済成長の諸段階――ひとつの非共産主義宣言（1974年）ダイヤモンド社

5) アジア・太平洋地域の医療保障制度特集論文　医療と社会　Vol. 18 No.1

6) ウィリーハンセン（著），ジャンフレネ（著），渡辺格（翻訳）細菌と人類――終わりなき攻防の歴史　中公文庫　2008年

7) ウルリッヒ・ベック（編集），鈴木宗徳（編集），伊藤美登里（編集）リスク化する日本社会――ウルリッヒ・ベックとの対話 法政大学出版局 2011年

8) ウルリヒベック（著），東廉（翻訳），伊藤美登里（翻訳）危険社会――新しい近代への道（叢書・ウニベルシタス）岩波書店　1998年

9) ジャレド・ダイアモンド（著），倉骨彰（翻訳）銃・病原菌・鉄（上）（下）1万3000年にわたる人類史の謎 草思社文庫　2012年

10) 井伊雅子編　アジアの医療保障制度　東京大学出版会，2009年

11) 河野稠果　人口学への招待――少子・高齢化はどこまで解明されたか 中公新書　2007年

12) 梶田昭　医学の歴史 講談社学術文庫　2003年

13) 活発化する世界の医療サービスビジネス　2013年10月　JETRO報告書

14) 橘木俊詔安心の社会保障改革――福祉思想史と経済学で考える 東洋経済新報社　2010年

15) 宮本太郎　生活保障：排除しない社会へ　岩波新書　2009年

16) 広井良典（編集），駒村康平（編集）アジアの社会保障　東京大学出版会 2003年

17) 今田高俊　リスク社会と再帰的近代　ウルリッヒベックの問題提起　海外社会保障研究　138　2002　p63-81

18) 山岸俊男　安心社会から信頼社会へ――日本型システムの行方　中公新書 1999年

19) 山崎正和　柔らかい個人主義の誕生　消費社会の美学　中公文庫 1987年

20) 山崎正和　文明としての教育　新潮新書　2007年

21) 漆博雄　医療経済学　東京大学出版会，1998年

22) 小川鼎三　医学の歴史　中公新書　1964年

23) 新村拓　健康の社会史—養生，衛生から健康増進へ　法政大学出版会 2006 年

24) 真野俊樹「命の値段」はいくらなのか？ "国民皆保険" 崩壊で変わる医療 角川 one テーマ 21　2013 年

25) 真野俊樹　入門医療政策 – 誰が決めるか，何を目指すのか　中公新書 2012 年

26) 真野俊樹　入門医療経済学—「いのち」と効率の両立を求めて　中公新書　2006 年

27) 真野俊樹　比較医療政策：社会民主主義・保守主義・自由主義　ミネルバ書房　2013 年

28) 真野俊樹　グローバル化する医療—メディカルツーリズムとは何か　岩波書店　2009 年

29) 真野俊樹　ジョイントコミッションインターナショナル認定入門　薬事日報社　2009 年

30) 真野俊樹　医療が日本の主力商品になる　デスカバー新書　2012 年

31) 真野俊樹　新版　医療マーケティング　日本評論社　2011 年

32) 真野俊樹　中国の医療と華西村　共済総研レポート　http://www.jkri. or.jp/PDF/2012/Rep122mano.pdf

33) 西濱徹 ASEAN は日本経済をどう変えるのか　NHK 出版新書　2015 年

34) 大泉啓一郎　消費するアジア　新興国市場の可能性と不安　中公新書 2011 年

35) 大泉啓一郎　老いてゆくアジア—繁栄の構図が変わるとき　中公新書 2007 年

36) 大沢真理編　承認と包摂へ：労働と生活の保障　岩波書店　2011 年

37) 猪飼修平　病院の世紀の理論　有斐閣　2010 年

38) 二木立「世界一」の医療費抑制政策を見直す時期　勁草書房　1994 年

39) 末廣昭　新興アジア経済論——キャッチアップを超えて（シリーズ現代経済の展望）岩波書店　2014 年

40) 末廣昭　東アジアの生活保障システムをどう考えるか　社会科学研究 第 63 巻第 5・6 合併号　2011 年　P1-10

41) 立川昭二 病気の社会史—文明に探る病因　岩波現代文庫　2007 年

42) 埋橋孝文（編集），戸谷裕之（編集），木村清美（編集）　東アジアの社会保障—日本・韓国・台湾の現状と課題単行本　東京大学出版　2009 年

43) リン・ペイヤー　円山誓信　張知夫訳　医療と文化　世界思想社　1999 年

44) 加藤智章　西田和弘（編）　世界の医療保障　法律文化社　2013 年

45) 福田耕治　福田八寿絵　EU・国境を越える医療　文真堂　2009 年

46) ジョセフ・ウッドマン（著），斉尾武郎（訳）　メディカルツーリズム 国境を超える患者たち　医薬経済社　2008 年

47) 病院経営 MASTER 編集委員会（編集）　医療の質と経営を考える　病院経営 MASTER VOL5.1　日本医学出版　2015 年

48）病院経営 MASTER 編集委員会　（編集）　病院の国際化を考える　病院
経営 MASTER Vol.2.6　日本医学出版　2013 年

49）Karen Wolk Feinstein　Moving Beyond Repair　2012

50）猪口孝　アジアの幸福度　岩波書店　2014 年

51）ロングステイのすすめ　ロングステイ財団　2013 年

52）黒川　清　規制の虜　グループシンクが日本を滅ぼす 講談社　2016 年

53）宮本太郎　生活保障：排除しない社会へ　岩波新書　2009 年

54）大沢真理編　承認と包摂へ：労働と生活の保障　岩波書店　2011 年

55）末廣昭　東アジアの生活保障システムをどう考えるか　社会科学研究
第 63 巻第 5・6 合併号　2011 年　P1-10

56）山岸俊男　安心社会から信頼社会へ—日本型システムの行方　中公新書
1999 年

あとがき

　2016年の3月にもシンガポールの調査をする機会を得た。本文中に記載できなかったが，印象的であったのは医学部の建設方針であった。本文でも少し述べたように，シンガポールでは医学部を増やしたのだが，その戦略がすごい。

　Duke大学を招へいし，シンガポール大学とジョイントで卒後のメディカルスクールをシンガポール随一の病院であるシンガポールジェネラルホスピタルの内部に作った。この医学部は，定員が56名と少なく，研究者やリーダーシップを持つ人を中心に育成する。また，プライマリケアも重視した教育を行う。そして第三の医学部として，シンガポール国立大学とともにシンガポールで双璧をなす大学である南洋理工大学に医学部を作った。ここは，工学系との連携と家庭医学にフォーカスしている。旧来のシンガポール大学医学部と明確に差別化したのである。

　このように単に数合わせではなく，中身を工夫している。

　アジアにおいて，先進国が戦略的に動き，人口が多い国はその消費力を利用して大国となっていく。そんな中で，戦略的でもなく人口が減っている国の行く末が心配である。

　そんな思いから成長戦略としての医療についてもイメージしながらの執筆になった。本書が皆様のお役にたてば望外の喜びです。

　なお，今回の出版は，旧知の渡部新太郎社長のひきいる日本医学出版に非常にお世話になった。最後にこの場を借りてお礼申し上げたい。
2016年5月吉日

　　　　　　　　多摩大学大学院教授／医療・介護ソリューション研究所所長
　　　　　　　　　　　　　　　　　　　　　　　真野　俊樹

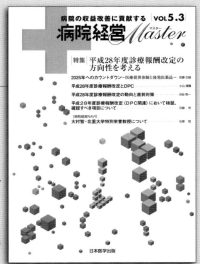

アジアの医療提供体制　日本はアジアの医療とどう向き合えばいいのか

発　行　2016 年 6 月 1 日　初版第 1 刷発行

著　者　真野俊樹

発行人　渡部新太郎

発行所　株式会社　日本医学出版

　　　　〒 113-0033　東京都文京区本郷 3-18-11　TY ビル 5F

　　　　電話　03-5800-2350　FAX　03-5800-2351

装　丁　小松　昭（Rize）

印刷所　三報社印刷株式会社

ISBN978-4-86577-017-9　　　　　　　　　　　　Printed in Japan